Markus Sommer

Fragen an den Hausarzt

aethera®

die heilenden Kräfte im Menschen stärken,
die Bildung des eigenständigen Urteils unterstützen,
die Initiativbereitschaft von Patienten und Verbrauchern fördern.

An der Herausgabe des aethera-Programmes wirken mit:
gesundheit aktiv · anthroposophische heilkunst e.V.,
die Gesellschaft Anthroposophischer Ärzte und
die Medizinische Sektion am Goetheanum.

Über dieses Buch: Die von Markus Sommer monatlich im Lebensmagazin *a tempo* betreute und beliebte Rubrik *Sprechstunde* widmet sich unterschiedlichen gesundheitlichen Themen und bildet die Grundlage dieses Ratgebers. Besonders seine Fähigkeit, heute weit verbreitete und bekannte Beschwerden und Krankheiten so darzustellen, dass ihre eigentlichen Wurzeln und Heilungschancen sichtbar werden, hat schon vielen ganz neue Perspektiven eröffnet. In Anlehnung an den Band *Der Hausarzt rät* erweitert das neue Buch das Spektrum der Themen und Krankheitsbilder und bietet so einen hilfreichen Ratgeber zu verschiedenen Gesundheitsfragen.

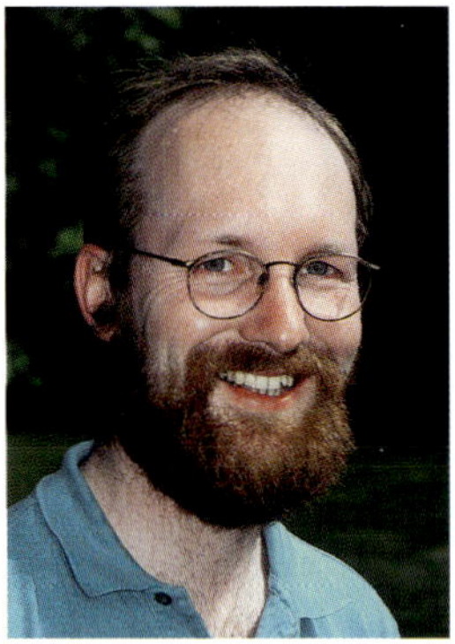

Über den Autor:
Markus Sommer, geb. 1966, Medizinstudium in München, klinische Erfahrungen im Bereich Innere Medizin, Kinderheilkunde, Geriatrie, Neurologie und der praktischen Anwendung von anthroposophischer Medizin und Homöopathie. Neben ausgedehnter Vortragstätigkeit veröffentlichte er zahlreiche Beiträge in Zeitschriften und Büchern zum Krankheits- und Heilmittelverständnis. Markus Sommer ist niedergelassener Arzt in München. Von ihm sind bei aethera erschienen: *Der Hausarzt rät, Die natürliche Reiseapotheke* sowie *Grippe und Erkältungskrankheiten natürlich heilen.*

Markus Sommer

Fragen an den Hausarzt

Krankheiten verstehen – sich selbst helfen – gesund werden

aethera®

Wichtiger Hinweis: Sämtliche Angaben und Empfehlungen in diesem Buch wurden mit größter Sorgfalt überprüft und in Übereinstimmung mit dem neuesten Wissensstand erarbeitet. Bei Heilmittel- oder Therapie-Empfehlungen handelt es sich um eine subjektive Auswahl ohne Anspruch auf Vollständigkeit, in der sich die Verordnungspraxis des Autors spiegelt. Die Nennung von Handelsnamen oder Warenbezeichnungen geschieht im Rahmen der allgemeinen Pressefreiheit ohne Rücksicht auf Erzeugerinteressen; eine Werbeabsicht ist damit keinesfalls verbunden.

Angaben zu Medikamenten und therapeutischen Maßnahmen erfolgen mit der Einschränkung, dass Dosierungs- oder Anwendungshinweise durch neue Erkenntnisse in der Forschung, klinische Erfahrungen und das sich verändernde Angebot an Präparaten dem Wandel der Zeit unterworfen sein können. Da auch menschliche Irrtümer oder Druckfehler nie ganz auszuschließen sind, wird für Anwendungs- und Dosierungshinweise sowie für die Wirkung der Präparate keine Gewähr übernommen.

Jeder Benutzer wird dringend aufgefordert, die Angaben in diesem Buch anhand der Herstellerinformationen auf dem Beipackzettel auf ihre Richtigkeit zu überprüfen und die dort gegebenen Empfehlungen für die Dosierung und Kontraindikationen zu beachten. In Zweifelsfällen sollte immer ein Arzt oder ein Angehöriger der Heilberufe aufgesucht werden, insbesondere wenn die Beschwerden über mehrere Tage andauern. Die Angaben in diesem Buch sind weder dazu bestimmt noch geeignet, einen notwendigen Arztbesuch zu ersetzen. Eine Haftung von Seiten des Autors oder des Verlags für Personen-, Sach- und Vermögensschäden ist ausgeschlossen.

1. Auflage 2007
aethera im Verlag Freies Geistesleben & Urachhaus GmbH
Landhausstraße 82, 70190 Stuttgart
Internet: www.aethera.de

ISBN 978-3-7725-5044-7

Umschlaggestaltung: U. Weismann
Druck: DZA Druckerei zu Altenburg, Altenburg

Inhalt

Einleitung

Von Notfallsituationen (wie z.B. nach einem schweren Unfall) abgesehen, kann die Begegnung zwischen Arzt und Patient sich heute nicht mehr darin erschöpfen, dass der Patient zum Arzt geht, diesen an ihm handeln lässt und der Patient dann in sein «altes Leben» zurückkehrt. Eine solche Situation würde uns als erwachsenem, selbstverantwortlichen Menschen nicht entsprechen. Der Arzt hat oft einen Vorsprung an Erfahrung und Detailwissen – aber auch das ist bei manchen Krankheiten und gut informierten Patienten in Zeiten einfacher Informationsbeschaffung über das Internet nicht notwendig der Fall. So entspricht das Verhältnis zwischen Arzt und Patient idealerweise einer Begegnung, einem Gespräch «auf gleicher Augenhöhe», bei dem versucht wird zu durchschauen, was vorliegt, um gemeinsam zu einer tragfähigen Therapieentscheidung zu kommen.

Häufig wird sie sowohl ein Behandeltwerden als auch ein Selbsthandeln des Patienten einschließen müssen, wenn es zur Ausbildung dauerhafter, neuer Gesundheit kommen soll.

Anhaltend selbst handeln und Gewohnheiten verändern wird man aber nur, wenn man die Handlung nicht vorgeschrieben bekommt, sondern sie selbst will. Das kann man jedoch nur, wenn man ein überzeugendes Bild davon hat, worum es geht. Ein solches, im Einzelfall tragfähiges Bild muss im Gespräch erarbeitet werden, es kann aber auch – zumindest in manchen allgemeinen Aspekten – bei der Auseinandersetzung mit Gelesenem entstehen. Dazu soll dieses Buch beitragen.

Hintergrund der Ausführungen ist neben dem Wissen der allgemeinen Medizin die Homöopathie, vor allem aber die Anthroposophische Medizin, die versucht, den Kranken als Gestalter seines Lebens zu erfassen und anzusprechen. Ebenso wichtig ist es für den anthroposophischen Arzt, das Seelische des Patienten und seine Lebens- und Regenerationskräfte zu erfassen. Er interessiert sich für dessen physischen Leib und untersucht ihn ebenso z.B. durch Abtasten oder Abhorchen, aber auch mit den üblichen modernen Untersuchungsverfahren. Das therapeutische Repertoire der Anthroposophischen Medizin ist vielfältig, es umfasst außer Medikamenten auch Verfahren, bei denen der Patient selbst aktiv wird (im Gespräch, bei der Bewegungstherapie Heileurythmie, bei künstlerischen Therapien). In letzter Zeit wurde in Studien gezeigt, dass gerade hierdurch chronische Krankheiten nachhaltig gebessert werden können.[1]

In einer Zeit, in der durch reines Behandeln Kosten entstehen, die gesamtgesellschaftlich kaum noch zu finanzieren sind, wird es immer wichtiger, die Gesundungskräfte, die in jedem Menschen liegen, zu nutzen. Manchmal zeigt sich dann, dass weniger Eingreifen besser sein kann, so bei der Hormontherapie in den Wechseljahren, die bis vor kurzem oft für geradezu zwingend erforderlich gehalten worden ist, von der man aber nun weiß, dass die meisten ihr zugeschriebenen positiven Wirkungen nicht existieren und sie Brustkrebs fördert. Nachdem in den letzten Jahren mehr Zurückhaltung im Umgang mit Hormonen eingesetzt hat, sinken nun die Zahlen an Brustkrebsneuerkrankungen. Ebenso belegt ist, dass mit steigender Häufigkeit von Antibiotikagaben und Fiebersenkern sowohl Krebs als auch Asthma häufiger werden.[2] Auch hier hat sich gezeigt, dass es nachhaltiger sein kann, die Fähigkeiten, die in uns allen liegen, Krankheiten und Beeinträchtigungen zu überwinden, anzuregen und zu lenken. Das schließt nicht aus, dass man dort, wo dies nicht gelingt, weil der Patient zu geschwächt oder die Krankheit zu stark ist, dankbar auf Therapien zurückgreift, die zunächst Aktivitäten des Kranken ersetzen, indem sie z.B. direkt Erreger abtöten statt dies dem Immunsystem des Patienten zu überlassen. Auch hier wird man versuchen, gemeinsam den richtigen Weg zu finden. Dann kann sich hoffentlich oft verwirklichen, was mir kürzlich, nach vielen Jahren gemeinsamen Weges eine Patientin ermutigend schrieb, die an zwei verschiedenen Krebserkrankungen und einer chronischen Infektionskrankheit leidet, an der schon viele Menschen gestorben sind: «Gemeinsam werden wir nichts übersehen!»

Wie im Buch *Der Hausartz rät* sind die Kapitel aus Artikeln hervorgegangen, die in der Zeitschrift *a tempo* in monatlicher Folge veröffentlicht worden sind. Teilweise wurden sie um praktische Ratschläge ergänzt oder auch überarbeitet, um Überschneidungen zu verhindern.

Es ließ sich nicht vermeiden, dass einige Male ähnliche Gedanken in einem anderen Kapitel nochmals (wenn auch aus anderem Blickwinkel) auftauchen. Je nach Interesse können die Kapitel einzeln gelesen werden, da sie nicht direkt aufeinander aufbauen. Insgesamt beschreiben sie einen Bogen, der mit der Geburt beginnt und mit Fragen endet, die mit unserem Sterben zusammenhängen. Dazwischen entfalten sich Darstellungen zur Ernährung, zu Erkrankungen, die von außen durch Infektion auf uns zukommen können, zu Problemen, die jeden von uns irgendwann beschäftigen (wie Schwitzen, Nebenhöhlenentzündungen etc.) und solcher, die schwerwiegend, aber seltener sind (wie Multiple Sklerose oder chronische Hepatitis). Schließlich folgt eine Gruppe von Beiträgen über das Älterwerden (Wechseljahresbeschwerden, Sehschwäche, Gedächtnisprobleme etc.).

Auch wenn in einigen Fällen Tipps zur Selbstbehandlung gegeben werden, ist es das Ziel, einen Gesamtzusammenhang zu entfalten und ein Gespräch mit einem Fachmann vorzubereiten. Schwerpunktmäßig Hilfestellungen für die Selbstbehandlung in unkomplizierten Krankheitsfällen finden sich in anderen Bänden der aethera-Reihe.

Die Bilder und Erfahrungen, die in den Kapiteln dargestellt werden, haben sich in der langjährigen Begegnung mit Patienten gebildet, aber auch im Wahrnehmen dessen, was andere zuvor erarbeitet haben, aber sie sind vor allem auch aus dem Austausch mit Kollegen hervorgegangen. Namentlich erwähnen möchte ich Georg Soldner und Andreas Korselt, mit denen ich seit 12 Jahren eine Praxis führe, Ursi Soldner, von der ich viel über anthroposophische Krankenpflege (vor allem von Sterbenden) gelernt habe, und meine Lebensgefährtin Anne Solheim, die als erste jeden Artikel zu lesen bekommt und hilfreiche Anregungen gibt.

Besondere Freude hat die Zusammenarbeit mit dem russischen Künstler Mischa Lejen gemacht, dem die Zeichnungen in diesem Buch zu verdanken sind. Es war anregend, die zugrundeliegenden Überlegungen über Sprachgrenzen hinweg zu vermitteln und zu erleben, welche überraschenden künstlerischen Antworten sich auf sie ergaben. Schließlich danke ich für die bewährte Kompetenz und entgegenkommende Zusammenarbeit mit der Lektorin Maria A. Kafitz, die häufig auch noch am späten Abend für Rückfragen erreichbar war, wenn es in unserer Praxis ruhig zu werden begann.

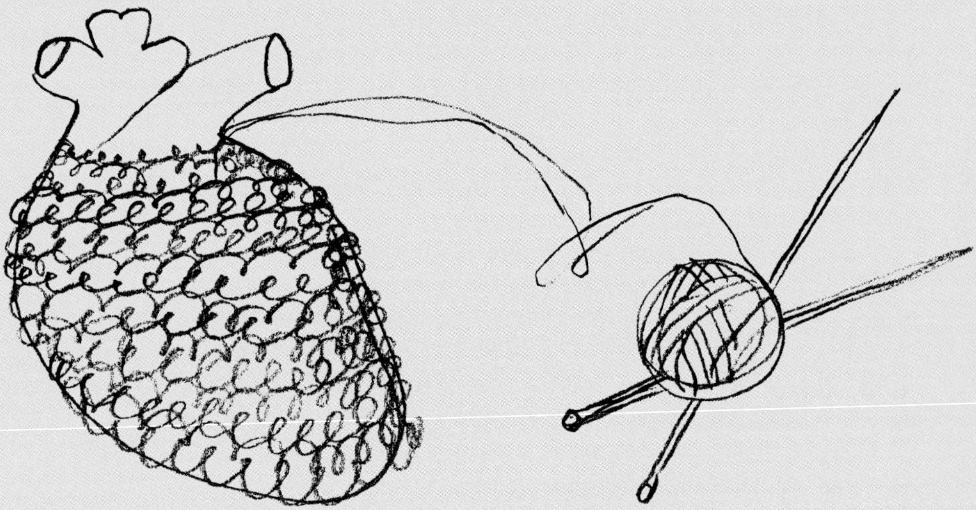

Verbundensein & Gesundheit

Gesundheit ist kein Zustand, der einfach stabil bestehen bleibt, wenn wir ihn einmal erreicht haben. Vielmehr müssen wir ihn immer wieder neu auf- und ausbauen. Dazu kann es paradoxerweise gehören, immer wieder einmal auch krank zu sein, weshalb mir ein weiser indischer Patient vor kurzem sagen konnte, als ich verschnupft vor ihm saß: «Ihre Erkältung ist ein Zeichen von Gesundheit».

Werden schwere chronische Krankheiten häufiger, weil wir akute, fieberhafte Krankheiten unterdrücken?

Grundsätzlich gibt es Krankheiten, die in sich die Tendenz tragen, «wieder gut» zu werden und solche, die ohne sorgsame Behandlung in der Regel immer schlechter werden. Zur ersten Gruppe gehört der Schnupfen ebenso wie die klassischen Kinderkrankheiten. Zu den letzteren Krankheiten, die meist erst im höheren Lebensalter auftreten, gehören z.B. Krebs, Arthrose oder hoher Blutdruck und seine Folgekrankheiten Arteriosklerose und Schlaganfall. Die Krankheiten, welche eine «natürliche Besserungstendenz» in sich tragen, sind meist Entzündungskrankheiten und sie gehen oft mit Fieber einher; die Krankheiten mit «natürlicher Verschlechterungstendenz» sind dagegen im allgemeinen fieberfrei und führen eher zur Verhärtung unseres Leibes. Heute wissen wir aus großen Statistiken, dass letzteren durch erfolgreiches Durchstehen von Entzündungen im Lauf des Lebens vorgebeugt wird. Während Krebskranke meist schon lange Zeit vor Ausbruch ihrer Erkrankung kein oder nie Fieber hatten, weiß man, dass schon eine fiebrige Erkältung das Risiko mancher Krebserkrankungen um 20% reduziert, eine Lungenentzündung sogar halbiert und eine Lungentuberkulose das Risiko sogar um mehr als das Fünffache sinken lässt.[3] Es sind also durchaus auch gefährliche Krankheiten in dieser Reihe, die aber eben neben eigenen Gefahren auch Gewinne mit sich bringen können.

Vor allem durch Antibiotika und Impfungen sind Entzündungskrankheiten immer seltener geworden, das wurde erkauft mit einem Anstieg der zweiten Gruppe von Krankheiten. So ist heute schon in der Kindheit z.B. das Asthma erschreckend verbreitet und eine mit Geldern der Europäischen Union finanzierte, hochkarätige internationale Studie[4] hat gezeigt, dass dies sehr wesentlich auf den Gebrauch von Antibiotika, fiebersenkenden Mitteln und Impfungen zurückgeht. Auf Mittel also, für die wir dankbar sind, weil sie uns von vielen akuten Gefahren befreit haben, die uns auf lange Sicht aber auch viel Krankheit bescheren. Die gleiche Studie hat belegt, dass ein Lebensstil mit wenig Impfungen, häufigeren Kinderkrankheiten, einem begleiteten, aber nicht verhinderten Durchlaufen von Entzündungskrankheiten sowie einer lebendigen Ernährung schützend vor Asthma, Neurodermitis und Heuschnupfen wirkt. Es sind also wieder ganz ähnliche Aspekte wie bei der Krebskrankheit, die auch in Hinblick auf allergische Erkrankungen langfristige Gesundheit ausbilden.

Wärme bildet Gesundheit

Es ist kein Zufall, dass diese positiven Einflüsse mit Wärme zu tun haben. Aufgenommene und selbst gebildete Wärme bildet ein Potenzial für unsere Gesundheit. Dass dies nicht nur für Wärme gilt, die mit dem Thermometer bestimmt werden kann, und dass hierfür schon die ersten Lebensmomente auf der Erde von großer Bedeutung sind, soll durch die folgenden Ausführungen deutlich werden.

Können Sie sich daran erinnern, wie Sie zuletzt etwas mit so großer Freude getan oder erlebt haben, dass Sie «ganz dabei» waren und alles andere völlig vergaßen? Dann waren Sie ganz damit «verbunden». Vielleicht haben Sie dann auch bemerkt, dass Ihnen ganz warm geworden ist. Sie konnten in diesem Moment an eine Urerfahrung anknüpfen und sie damit erneuern. Es ist eines der Geheimnisse unseres Lebens, dass es eine tiefe Verknüpfung unseres innersten Wesens mit der Wärme gibt.

Geborenwerden bedeutet ein Verlassen der physischen Wärmehülle

Das wird schon ganz am Beginn unseres Erdenlebens deutlich: Wenn das Neugeborene zur Welt kommt, verlässt es nicht nur die Wasserwelt der Fruchtblase, wird nicht nur die Nabelschnur durchschnitten, sodass es jetzt selbst atmen und sich ernähren muss und dies nicht mehr durch die Mutter hindurch geschieht, es verlässt auch die mütterliche Wärmehülle und erlebt sich (auch wenn man den Kreißsaal möglichst warm hält) «in eine kalte Welt» geworfen. Schon lange weiß man, dass es für die Innigkeit der künftigen Beziehung

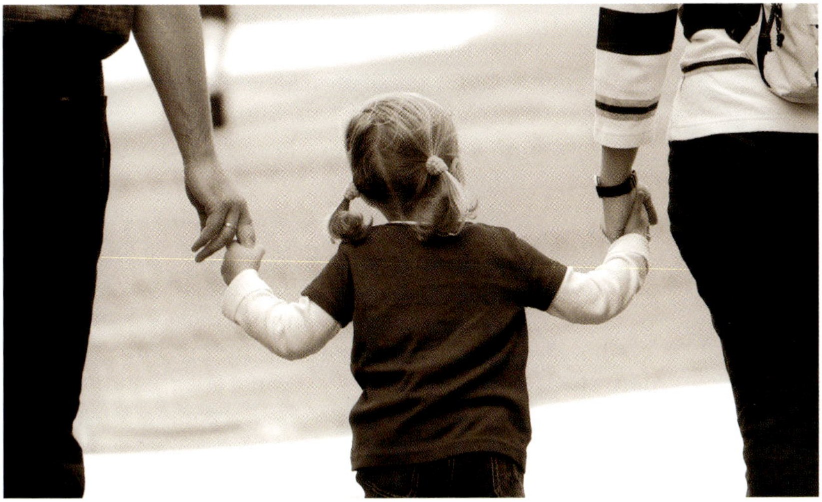

zwischen Mutter und Kind von Bedeutung ist, dass das Kind gleich nach der Geburt an die Brust gelegt wird. Und schon immer haben die Mütter gefühlt, wie ihnen in diesem Augenblick tiefer Begegnung «warm ums Herz» wird. Inzwischen hat man herausgefunden, dass gleichzeitig auch das Kind bis in die Füße hinein warm wird – und zwar umso wärmer, je wärmer die Brust wird.

Wärme-Begegnung zwischen Mutter und Kind

Wer schenkt hier wem Wärme? Man kann es abschließend gar nicht sagen, beides wirkt lebendig ineinander, beide begegnen einander in der Wärme – das ist das Wesen der Liebe.

Das Wesen der Liebe

Für das weitere Leben ist es von großer Bedeutung, ob es diesen Moment der Wärmebegegnung gegeben hat, der sich wohl immer dann erneuert, wenn das Kind an die Brust gelegt wird, um gestillt zu werden. Auch wenn der Vater keine Milch spenden kann, so kann es doch auch zwischen ihm und dem Kind eine solche Wärmebegegnung geben, und auch er sollte die Gelegenheit haben, gleich nach der Geburt das Kind auf seine Brust legen zu können. Man hat entdeckt, dass dann auch beim Vater dasselbe Hormon (Prolaktin) ausgeschüttet wird, das bei der Mutter den Milcheinschuss bewirkt, und seine Wärme dabei in gleicher Weise in Bewegung kommt wie bei der Mutter.

Wärme-Begegnung zwischen Vater und Kind

Was das Kind an Wärme von seinen Eltern aufnimmt, ist ein Geschenk, das in seinem ganzen Leben wirksam bleibt, so wie auch wir die Begegnung mit dem Kind als größtes Geschenk erleben.

Wenn unser Wesenskern mit der Wärme verbunden ist, so ist es unsere Seele mit den Empfindungen. Diese können sich aber bei der Geburt bis zu starken Schmerzen steigern. Es ist eine der großen Errungenschaften der Medizin, Schmerzen weitgehend unterdrücken zu können. Bei einer örtlichen Betäubung können wir einer Operation so kaltblütig zuschauen, als geschehe sie an einem anderen oder gar an einem Gegenstand – bei einer Vollnarkose ist man sogar «überhaupt nicht mehr bei sich». Die künstlich schmerzlose Geburt hat aber ihren Preis: Wenn man nicht «ganz dabei» war, so fällt es oft auch danach schwer, ganz in Verbindung zu treten. Ähnlich ergeht es uns, wenn wir mühelos mit der Bergbahn auf einen Gipfel transportiert werden, dessen Klarheit, Weitsicht und Ruhe wir nach einem schweißtreibenden Fußmarsch besonders genießen können. Allerdings kann es auch die Beziehung zwischen Mutter und Kind stören, wenn man unerträgliche Schmerzen zu leiden hatte, wie man es eindrucksvoll im Film *Das weinende Kamel* sehen kann. Immer kann es Situationen geben, in welchen zu starke Schmerzen gedämpft werden müssen oder eine Geburt nicht auf natürlichem Weg möglich ist.

Betäubung, aber auch zu starker Schmerz, können eine Verbindung stören

Glücklicherweise gibt es aber viele Möglichkeiten, auch ohne (vollständige) Abwesenheit unserer Seele und unseres Ichs zu entspannen und Schmerzen zu lindern. Es von vorneherein aber «möglichst bequem» haben zu wollen, bringt einen um Entscheidendes.

Was wir an liebevoller Wärme empfangen haben, hält uns gesund

Aber kommen wir noch einmal auf die Wärme zurück: Es ist kein Zufall, dass «Warmherzigkeit» für uns wesensgleich mit «Liebesfähigkeit» ist. Wie sehr das, was im Augenblick der Geburt seinen Anfang nimmt und durch die Kindheit fortwirkt, sich noch Jahrzehnte später auswirkt, zeigt eine bekannt gewordene Studie an der Harvard-Universität: Dort wurden Anfang der 50er Jahre Studenten danach gefragt, ob sie das Verhältnis zu ihren Eltern als «warmherzig» empfanden. 35 Jahre später, als die ehemaligen Studenten in vorgerücktem Alter waren, hatten viele schwere chronische Krankheiten wie hohen Blutdruck, Herzkrankheiten, Suchterkrankungen oder Magengeschwüre, Krankheiten also, die heute geradezu als «normal» für das Alter gelten. Hatten die Studienteilnehmer das Verhältnis zu beiden

Eltern als eher «kalt» empfunden, so waren tatsächlich alle Befragten krank. Erlebten sie die Beziehung dagegen als «warm», so war weit mehr als die Hälfte vollkommen gesund!

Die schützende Wirkung von wärmender Liebe wirkt auch im späteren Leben. Wie zwischen Mutter und Kind nicht gesagt werden kann, wer wem die Wärme schenkt, und man nur feststellen kann, dass sie zwischen beiden lebendig wirkt, so ist es auch zwischen Mann und Frau. Erleben Männer sich in einer liebevollen Beziehung, so treten bei ihnen dreimal seltener Magengeschwüre auf, als wenn dies nicht der Fall ist, und sie sterben sogar viermal seltener am Herzinfarkt. Liebe und Wärme wirken also auch im Erwachsenenleben gesundend. Es lohnt sich also, oft Gelegenheiten zu schaffen, bei denen einem warm ums Herz und in den Gliedern wird.

Das Herz lebt von Liebe

Das Herz ist sprichwörtlich mit der Liebe verbunden und ebenso mit der Wärme, daher kann man vom Herz besonders viel lernen. Der amerikanische Herzspezialist Dean Ornish[5] wies auf Untersuchungen hin, die zeigten, dass Infarkte umso häufiger sind, je öfter man im Alltag «mein, mir, mich» oder «ich» sagt. Liebe ist ein wechselseitiges Schenken und mit Haben-Wollen und Inbesitznahme nicht vereinbar.

«Religion» bedeutet «Wiederverbindung»

Es gibt noch eine weitere Dimension der Liebe: In der bisher größten und lang andauerndsten Studie zur Entdeckung von Schutzfaktoren vor schweren chronischen Krankheiten (vor allem auch Krebs) hat der Heidelberger Professor Grossarth-Matticek herausgefunden[6], dass der allerstärkste Schutzfaktor «spontanes Gottvertrauen» – ein Gefühl persönlichen Geborgen- und Geliebtseins durch Gott – ist. Die umfassendste und gleichzeitig kürzeste Aussage über Gott steht im Johannesbrief: «Gott ist die Liebe». Es ist bezeichnend, dass wir uns im christlichen Ur-Gebet (letztlich aber in jedem Bekenntnis zu einem religiösen Urgrund) an *unseren* Vater im Himmel wenden und dabei nicht nur für uns selbst beten, sondern uns in eine Gemeinschaft stellen. Wenn wir hierbei eine innere Begegnung erleben, so fühlen wir das vor allem an einer Durchwärmung unseres Herzens.

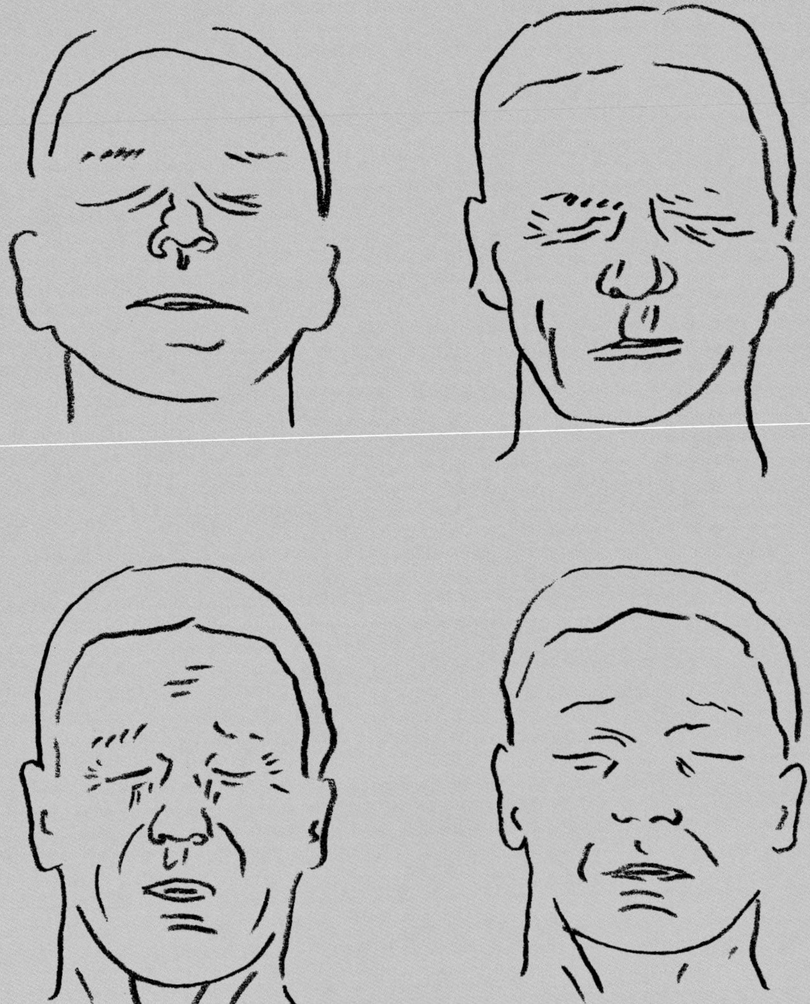

Vom Geschmack und seinen Qualitäten

Wenn es um gesundheitliche Aspekte des Essens geht, so wird meist auf quantitative, also auf Mengenaspekte verwiesen. Wenig Fett (vor allem wenig gesättigte Fette) soll in unserer Nahrung sein, aber viele Vitamine und mindestens so und so viel Gramm Kalzium. Über die Mengen lässt sich auch gut streiten, denn während die einen beispielsweise meinen, wir müssten viel mehr Eiweiß aufnehmen, halten andere es bereits für zu viel. Ähnliches gilt für die Kohlenhydrate.

Meinte man zeitweise, man könne eine gute Ernährung auch durch ein paar Vitamintabletten ersetzen, erkannte man später die Bedeutung «sekundärer Pflanzenstoffe», die es dann auch bald in Kapselform zu kaufen gab («Denn so viel Karotten, Blaubeeren, Knoblauch etc. können Sie gar nicht essen, wie hierin an Carotin, Anthozyanen, Disulfiden etc. enhalten ist!»).

Qualität ist auch eine Frage des Geschmacks

Jeder aber weiß, dass ein paar Tabletten keine Mahlzeit ersetzen, deren Anblick einem schon das Wasser im Mund zusammenlaufen lässt, von ihrem herrlichen Duft und dem köstlichen Geschmack ganz abgesehen. – Von diesem soll hier die Rede sein und davon, dass verschiedene Geschmacksqualitäten unterschiedlichen Einfluss auf uns haben. In besonderen Lagen, bei Neigung zu bestimmten Beschwerden oder Krankheiten, kann es richtig sein, die eine oder andere Qualität zu betonen. Im Allgemeinen bewirkt aber die richtige Mischung die beste Wirkung und so wundert es nicht, dass es Richtungen der Kochkunst gibt, deren Ziel es ist, stets ein ausgewogenes Ganzes aus den verschiedenen Geschmacksrichtungen zu komponieren. Dass hier auch die Herkunft unserer Nahrung eine Rolle spielt und dass viele herausragende Küchenchefs auch daher das auf Mineralwolle mit Nährlösungen versorgte und mit Insektiziden behandelte Gewächshausgemüse meiden und lieber biologisch-dynamisch gezogenes, sonnengereiftes Gemüse auswählen, sei hier nur am Rande erwähnt.

Zucker – Grundlage und Herausforderung für das Ich

Unsere erste Nahrung war süß

Gutes ist süß. Deshalb heißt eine besonders süße Kleinigkeit «Gutti» oder «Bonbon». Auch wenn man schon satt ist, eine süße Nachspeise bewältigen wir noch. Dabei entwickelt sich meist ein behagliches Hochgefühl, in dem wir unser Dasein genießen. Woher kommt das? Vielleicht daher, dass unser Leben mit dem Geschmack von Süßem begonnen hat. Muttermilch enthält weitaus mehr Zucker als Kuh-, Schaf- oder Ziegenmilch. Wir brauchten die Milch, die wir geborgen an der warmen Mutterbrust erhielten, zum Aufbau unseres Leibes, und ihr hoher Zuckergehalt ist für die Entwicklung des menschlichen Gehirns erforderlich. Es mag diese Ur-Erinnerung sein, die uns das Paradies als jenes Land erscheinen lässt, in dem «Milch und Honig fließt».

Während wir als Säuglinge Süßes täglich geschenkt bekamen, wird es später seltener. Festzeiten, der Besuch der Oma oder eine besondere Belohnung sind mit dem Süßen verbunden. Auch in der Menschheitsgeschichte blieb Süßes lange selten, wenn auch begehrt, und es wurde viel Mühe darauf verwendet, Süßes – beispielsweise durch die Züchtung süßer Früchte aus nahezu ungenießbaren wilden Vorläufern – zu gewinnen. In sonnigen Ländern war das einfacher. Die Aprikose wuchs in Armenien oder der warmen Türkei von alleine und zu den Kostbarkeiten, welche Kreuzfahrer und Händler aus Afrika mit in den Norden brachten, gehörten honigsüße Datteln und Feigen. Honig war in unseren Breiten lange das einzige – und sehr kostbare – Süßungsmittel. Ihn zu gewinnen, war nicht ungefährlich, da zu Beginn lediglich wilde Bienen in Felsspalten und Baumhöhlen als Lieferanten in Frage kamen.

Bienen verwandeln Sonnenkraft in Süße

Die Bienen erzeugen Süße in ihrem Bau, der innerlich von Sonnenkräften durchzogen ist. Sie sammeln den Nektar der Blüten, die sich der Sonne öffnen und zeigen ihren Genossen im Stock die Lage einer ergiebigen Futterquelle mittels ihres Winkels zur Sonne an. Sie ist es, die den Bienen Orientierung gibt. Eine Sonneneigenschaft ist Fähigkeit der Bienen geworden, indem sie im Stock eine konstante Temperatur um 37 °C erzeugen – eine Wärmestabilität, die wir sonst nur bei den Säugetieren und vollendet erst beim Menschen erleben.

Süßes hilft uns, selbst Wärme und Kraft freizusetzen, es lässt uns wieder zu uns kommen. Heinrich Harrer schildert in seinem Buch

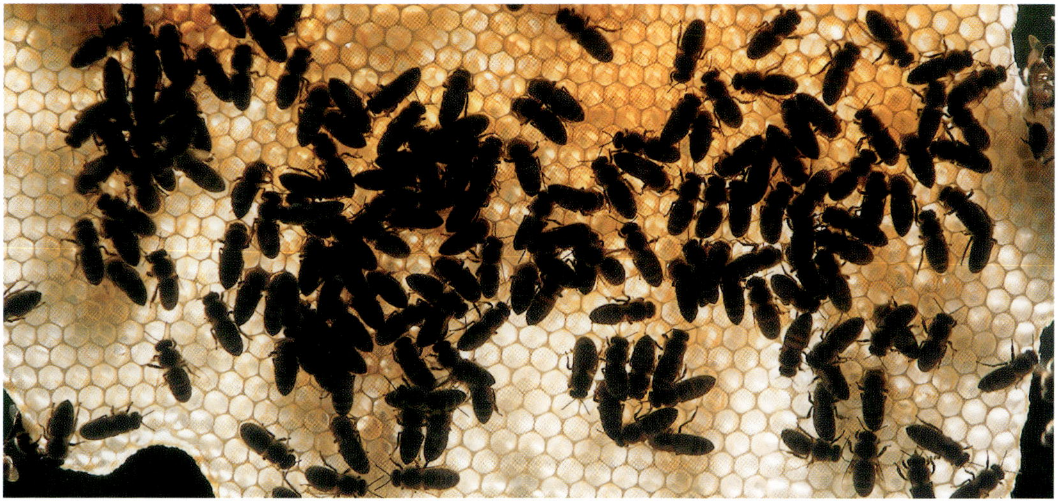

Süßes kann unser Ich mit dem Leib verbinden

Sieben Jahre in Tibet, wie er – völlig entkräftet und durchgefroren nach tagelangem, nahrungslosem Irren durch eine Eiswüste – durch eine getrocknete Aprikose gerettet wurde, die eine, selbst darbende Tibeterin für ihn aus ihrem Wams zog. Tagelang hielt ihn die Süße aufrecht, die er aus winzigen Stückchen zog, die er abbiss und lange im Mund behielt. Auch der Schreibtischarbeiter schätzt die Rosinen seines Studentenfutters, die es ihm erleichtern, neue Gedanken zu fassen. Aktivitätsentfaltung hat Zucker zur Grundlage, eine «Unterzuckerung» kann zur Bewusstlosigkeit führen. Jede Muskelbetätigung braucht Zucker und setzt Wärme frei, die bei seiner Bildung in ihn hineingeronnen ist. Das Erscheinen unseres Ichs ist an Zucker geknüpft. – Die meisten Menschen des Mittelalters kannten Süßes nur in Form von Beeren. Erst mit der Entdeckung der «Neuen Welt» und des Zuckerrohres gab es «richtigen Zucker» auf immer mehr Tischen. Seit der Entwicklung des Rübenzuckers ist der Verbrauch regelrecht explodiert. 1888 wurden in Deutschland pro Kopf im Jahr etwa 8 kg Zucker verbraucht (im industrialisierten England schon 33 kg!). Heute nähert sich der Verbrauch der Zentnergrenze. Eigentlich kaum zu glauben, aber: 1 Liter Cola (und viele Limonaden) enthält 120 g (!) Zucker, ganz zu schweigen von Kuchen, Marmelade usw. Parallel stiegen der

Zahnverfall durch Karies, das Übergewicht und die Zuckerkrankheit (vor allem diejenige, die im Erwachsenenalter beginnt).

Aber erzeugen wir nicht aus jedem Stück Brot Zucker? Das stimmt – und wir erleben es, wenn wir einen Bissen 5 oder gar 10 Minuten lang kauen. Meistens entgeht uns diese Fähigkeit unseres Organismus, weil es viel Willen für so anhaltende Kauaktivität braucht. Normalerweise wird der Zucker erst allmählich in unserem Bauch unter dem Einfluss von Enzymen, vor allem der Bauchspeicheldrüse, freigesetzt. Sie ist es, die auch Insulin ausschüttet, mit dessen Hilfe Zucker aus dem Blut in die Zellen geschafft wird, um dort für Leistungen zur Verfügung zu stehen, aber auch, um in Fett umgewandelt zu werden, das abgelagert wird. Dies geschieht vor allem dann, wenn mehr Zucker ins Blut gelangt, als im Moment gebraucht wird. Das ist z.B. beim Trinken von einem Glas Cola der Fall. Zucker strömt rasch ins Blut, es wird schnell viel Insulin freigesetzt, ebenso rasch fällt der Zuckerspiegel und sogleich entsteht das Bedürfnis nach Nachschub. So erzeugt die Zufuhr von viel Zucker das Bedürfnis nach neuem Zucker und so wird die Grundlage für Fettsucht und schließlich auch einer Erschöpfung der Bauchspeicheldrüse gelegt. Wenn die Wirkungen von Insulin bei Fettsucht und Zuckerkrankheit verlöschen und dadurch ständig zu viel Zucker im Blut bleibt, können die Folgen schlimm sein.

Süßes kann aber auch zerstören, wenn der Zucker zu viel wird

Der Mensch entfaltet nicht nur in der Auflösung von Zucker dessen Wirkungen, sondern er baut mit bestimmten Zuckern auch seinen Leib auf und individualisiert ihn. So werden die Blutgruppeneigenschaften durch Zuckerstrukturen an den Zelloberflächen bewirkt, sogar die Erbsubstanz DNA besteht zu einem großen Teil aus einer speziellen Zuckersorte. Wird der Zucker zu viel, so kann er sich an Oberflächen ablagern und statt Grundlage für die individuelle Gestaltung des Leibes zu sein, prägt er dem Leib seine eigenen Gesetze auf (ähnlich wie in der Zuckerfabrik, wo er nach eigenen Gesetzen kristallisiert). Unser Leib verhärtet dadurch, wird undurchlässiger und so kann die Durchblutung der Glieder leiden, sie können durch Nervenschädigung taub und empfindungslos werden und schließlich zugrunde gehen. Ebenso können die Augen oder die Nieren Schaden nehmen. Je mehr wir dagegen selbst in unseren Gliedern aktiv sind, desto besser kann auch eine Zuckerkrankheit bewältigt werden, die sich durch körperliche Aktivität bessert.

Zucker ist ein Träger von Wärme. Überall, wo wir mit unserem Ich aktiv sind, wird Zucker gebraucht – es wird warm. Die Fähigkeit Wärme freisetzen und mit seinem Ich leibgestaltend wirken zu können, wird auch durch eine Mistelbehandlung bei Krebskranken gefördert; das erklärt vielleicht, dass es durch sie auch zu einer Besserung einer Zuckerkrankheit kommen kann.

Zuckerbedarf – eine Frage der Aktivität unseres Ichs

Wenn wir Zucker aus Getreide oder Gemüse langsam durch kauen und verdauen freisetzen, ist das zunächst etwas mühsamer als der Genuss zuckriger Flüssigkeit, er steht jedoch dauerhaft zur Verfügung und das oben geschilderte Spiel von impulshaftem Zuckerandrang, Insulinfreisetzung, Zuckermangel und Heißhunger kommt nicht in Gang – das Essen «hält länger vor». Fragen nach dem Zucker sind immer auch Fragen nach der Aktivität unseres Ichs. Dieses kann sich nur durch Anwesenheit von Zucker in unserem Leib entfalten; wo es aktiv ist, verwandeln wir den Zucker, wo es ihn nicht in Aktivität und Wärme verwandelt, droht er selbst zum «Gestalter» zu werden, was nicht lange gut geht. Wir sind keine Säuglinge mehr, die Süßes mit jedem Schluck aufnehmen können. Wir leben auch nicht mehr in einer Welt, in der es enormer Anstrengungen und Fähigkeiten bedurfte, Süßes zu gewinnen. Heute ist oft eine andere Fähigkeit gefordert, die nicht weniger vom Ich ausgeht und dieses stärkt: Verzicht zu üben. Wir brauchen Süßes, es ist gut und kann unser Selbstgefühl steigern. Damit es gut bleibt, muss es den besonderen Moment durchziehen, im Alltag brauchen wir es, das Süße mühseliger und langsam zu gewinnen.

Salz – unscheinbare Grundlage impulsiert die Seele

Christus sagte zu denen, die sich mit ihm verbunden hatten: «Ihr seid das Salz der Erde.» Warum sprach er vom Salz, was ist an ihm Besonderes? – Die Meere enthalten schier unendliche Mengen davon, und im Winter wird es tonnenweise auf die Straßen gestreut. Ist es nicht sogar ein Schadstoff? Die Bäume leiden darunter, und soll man nicht darauf achten, natriumarmes Mineralwasser zu kaufen?

Kochsalz enthält doch neben Chlor auch Natrium. Nun, das scheint zwar in der Formel «NaCl» auf dem Papier so, bei der Na für Natrium und Cl für Chlor steht, aber Ersteres ist ein wachsweiches Metall, das

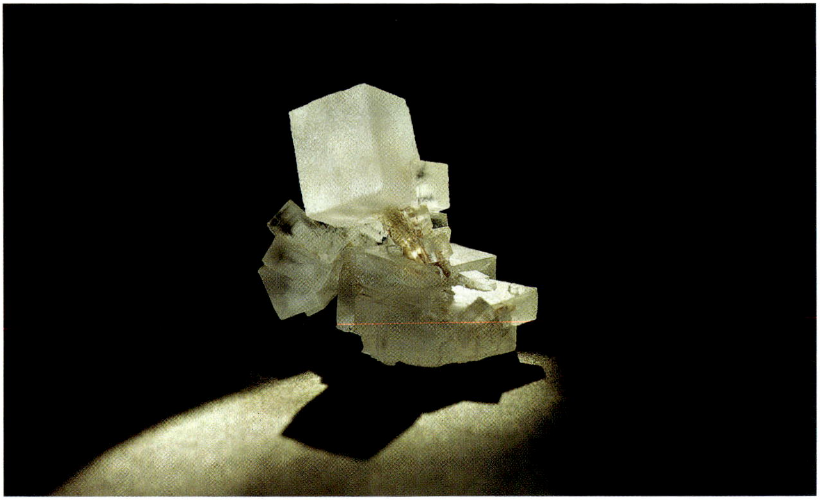

An einem Salzsee gefundene Salzkristalle

Im Salz versöhnen sich Gewalten

gelbe Flammen sprühend wie ein Irrwisch über die Oberfläche von Wasser saust, wenn es mit ihm in Berührung kommt, und Letzteres ist ein stechend riechendes gelb-grünes Gas, das bleichend wirkt und im Ersten Weltkrieg den qualvollen Tod vieler Soldaten verursacht hat.

Die weißen Kristalle des Kochsalzes lassen nichts von der Zerstörungsqualität dieser Elemente ahnen. Erst wenn man es durch elektrischen Strom zersetzt, erscheinen die beiden aggressiven Gesellen, die sich bei näherer Betrachtung als recht gegensätzlich erweisen. Das Wasser, über welches das brennende Natriummetall hüpfte, schmeckt danach seifig, es ist eine Lauge entstanden, während das nichtmetallische Chlor Säuren bildet. Beide, Natrium und Chlor, sind Kunstprodukte, die sich nur unter sorgsamem Abschluss erhalten lassen. Wenn sie einmal mit Wasser reagiert haben, kann man sie nicht mehr auf einfachem Weg daraus hervorholen. Salz dagegen löst sich zwar auf, wenn man die Lösung verdunsten lässt, erscheint aber wieder, und zwar regelmäßig in weißen Würfeln, die sich beliebig oft erneut lösen und immer wieder in derselben Form erzeugen lassen. Salz bleibt sich immer treu. Es erhält nicht nur seine Form, es kann auch anderes stabil erhalten. Einsalzen, «Pökeln», ist neben dem Trocknen daher die älteste Methode, um verderblichen Produkten Dauer zu verleihen.

Salz bleibt immer treu

Ohne Salz schmeckt nichts

Salz gibt aber auch Geschmack. Wer hat sich als Kind nicht darüber gewundert, dass selbst in den süßen Kuchenteig eine Prise Salz hinein muss, obwohl der Kuchen doch gar nicht nach Salz schmeckt. Wie fad aber schmeckt der Kuchen, wenn die kleine Salzmenge vergessen worden ist! Offenbar ist Salz erforderlich, damit anderes seinen Geschmack entfalten kann. Mit Grauen erinnere ich mich an die Zeit, als ich fünf Jahre alt war und in Folge einer Nierenkrankheit mit Bluthochdruck von meiner Mutter die strenge ärztliche Anweisung nach «salzloser Diät» umgesetzt wurde. Es gab geschmackloses Brot, das sich im Mund in pappigen Brei verwandelte und kaum geschluckt werden wollte, Käse und Wurst wurden durch Marmelade ersetzt, Nudeln ohne Salz gekocht … Bemühungen, einen Ausgleich durch leckere Kräuter zu schaffen, erweiterten zwar die Geschmackserlebnisse, blieben aber letztlich unbefriedigend. Es entstand die existenzielle Erfahrung: Wir brauchen Salz. Ein Aufatmen ging durch die Familie, als die Diätvorschriften gelockert wurden.

Salz – und seine Beziehung zu Gier und Macht

Die Erfahrung, dass man nicht auf Dauer ohne Salz auskommt, muss alt sein und ist auch dem Fiskus nicht entgangen. Schon in der Antike wurden Salzsteuern erhoben. Da jeder Salz benötigte, entkam auf diese Weise niemand der Steuerpflicht. Begierden, nicht nur nach Geschmack, sondern auch nach Geld und Macht knüpften sich seit jeher ans Salz. Große Städte verdanken dem Salz ihren Reichtum und oft auch ihren Namen (Salzburg, Salzgitter, Salzwedel …). Andere liegen an ehemaligen Salzhandelsstraßen, wie München, dessen Gründer eine für den Salzhandel nötige Flussbrücke eines Nachbarn abriss und sie auf seinem Gebiet wiedererrichtete, um in den Besitz des einträglichen Salzzolles zu kommen. Je weiter vom Meer entfernt eine Landschaft lag, desto wertvoller war dort früher das Salz, und bevor der Handel Meer- und Steinsalz überallhin transportierte, gab es dort nur ein Mittel, an nennenswerte Salzmengen zu kommen: die Tötung von Tieren, deren Fleisch und vor allem Blut relativ viel Salz enthält. Kein Wunder, dass sich immer auch aggressive Impulse mit dem Salz verbanden. Wer Macht über das Salz hat, kann andere unterdrücken. Als vor einem Menschenalter Mahatma Gandhi, der gewaltlose Revolutionär, solchen Druck nicht mehr akzeptierte und es wagte, unter öffentlicher Anteilnahme aus einigen Bechern Meerwasser Salz unter Umgehung des britischen Salzmonopols selbst mit Hilfe der Sonne zu gewinnen, brachte ihm das nicht nur eine Gefängnisstrafe ein, es war auch das Startsignal für die indische Unabhängigkeitsbewegung.

Kochsalz verbindet die Seele mit dem Leib

Warum brauchen wir das Salz denn so notwendig? Pflanzen brauchen kein Salz, und sie enthalten wenig davon. Das ist der Grund, weshalb Pflanzenfresser so begierig auf einen Salzleckstein sind oder Fliegen unsere Haut so anziehend finden, wenn wir geschwitzt haben. Tiere brauchen Salz genauso wie der Mensch. Salz ist notwendig, sobald ein Wesen beseelt ist. Salz löst nicht nur seelische Regungen (wie das Verlangen nach ihm) aus, es ist auch erforderlich, damit die Seele in Erscheinung treten kann. Wenn wir zu wenig Salz im Blut haben, fühlen wir uns matt, schwach und müde, der Blutdruck fällt ebenso wie unsere Körpertemperatur, und schließlich kann sogar Bewusstlosigkeit eintreten, wir werden zu «pflanzenartig», die Seele löst sich vom Leib. Zu viel Salz führt zu zunehmender Erregbarkeit, die sich bis zu einem Krampfanfall steigern kann. Fieber ist für eine «Übersalzung» charakteristisch, der Blutdruck ist erhöht, die Seele zu stark an den Leib gebunden.

Jede Nervenerregung beruht auf einer Salzdynamik. Egal ob wir einen Lichtreiz über das Auge, einen Ton über das Ohr wahrnehmen oder unsere Bewegungen durch Gehirn und Nerven koordinieren, immer strömt dabei blitzartig ein Teil gelösten Salzes in das Nerveninnere. Das Ausmaß des dabei frei werdenden Potenzials hängt u. a. vom Salzgehalt des Blutes ab. Wir leben in einer Zeit hoher Erregbarkeit. Schnelligkeit, Schlagfertigkeit, Präsenz und Reaktionsvermögen erscheinen bedeutsam. Es verwundert daher nicht, dass der Salzkonsum stark gestiegen ist. Gleiches gilt für den durchschnittlichen Blutdruck. Beides hängt miteinander zusammen. Es wird verständlich, warum eine salzarme Pflanzenkost zur «Entspannung» bei hohem Blutdruck hilfreich sein kann. – Salz ist wichtig, damit wir beseelte, unsere Welt wahrnehmende und gestaltende Wesen sein können. Die Steigerung zu Nervosität, Aufgeregtheit und Überdruck ist aber auf Dauer unbefriedigend. Wie so oft kommt es darauf an, das richtige Maß zu finden.

Erregbarkeit und Salz

Die Fähigkeit dazu kommt aber nicht aus dem Seelischen selbst, vielmehr ist es notwendig, sich ihm und den mit ihm verbundenen Impulsen von Begierde und Abneigung gegenüberzustellen. Wir selbst sind es, die entscheiden, welchen Trieben wir nachgeben und wo wir ihnen Zügel anlegen. Unser Umgang mit dem Salz ist ein Mittel dazu.

Was kann es dann aber bedeuten, Salz der Erde zu sein? Der Welt Geschmack zu verleihen, sich mit ihr zu verbinden, sie zu durchdringen wie das Salz, das sich in Wasser löst, dazu beizutragen, dass anderes sich entfalten und seine Qualitäten erscheinen lassen kann, offen zu sein für das Seelische und doch Treue zur eigenen inneren Gestalt zu bewahren und sich letztlich Richtung geben zu lassen von einem, der über dieser Welt der Erscheinungen steht.

Von den verschiedenen Seiten des Bitteren

Bitteres ist mit tiefen Erlebnissen verbunden – der Seele und des Leibes

Mehr als bei anderen Geschmacksqualitäten löst sich das Bittere vom bloßen Sinneserlebnis, das sich an aufgenommener Substanz bildet, es kann zum seelischen Selbsterleben führen. Petrus vergießt am Karfreitagsmorgen, als nach dem Hahnenschrei sein Gewissen schlägt, bittere Tränen, mancher leidet bittere Not und bei einem verbitterten Menschen hat das ganze Seelenleben diese Tönung angenommen. Und doch muss es noch eine andere Seite des Bitteren geben, sonst würden wohl nicht so viele Menschen nach dem Bitteren benannt. «Maria» stammt vom hebräischen «mara», was «bitter» bedeutet. Die Apothekerbezeichnung «Amara» für bitter schmeckende, verdauungsfördernde Arzneizubereitungen verweist auf denselben Zusammenhang. In das Bittere muss man sich vertiefen, um es zu verstehen.

Bitteres hält lange an

Wohl kann ein kleines Kind «süß» wirken, oder wir selbst vorübergehend «sauer» sein, doch sind diese Seelenregungen flüchtig im Vergleich mit dem Bitteren. Dies entspricht durchaus dem primären Geschmackserlebnis. Nimmt man ein Stück Grapefruit in den Mund, so erlebt man zunächst Säure und ein wenig fruchtige Süße, Aroma, und dann, einen Moment nachdem man geschluckt hat: bitter. Es hält lange an, man spürt es in der Tiefe, erlebt dabei Regionen von Zunge und Gaumen, die sonst kaum zur Wahrnehmung kommen. Nicht nur die Speise, auch der eigene Leib werden durch das Bittere fühlbar.

Zunächst stehen wir Bitterem ablehnend gegenüber – besonders gilt das für Kinder, denen oft schon die zarte Bitterkeit von Salat äußerst unangenehm ist. Tatsächlich kann bitterer Geschmack vor Ungenießbarem und Verdorbenem warnen. So schmeckt zerfallendes Eiweiß bitter, was bei manch edlem Weichkäse die Ursache seiner

Geschmacksnote ist und daran erinnert, dass die meisten Chinesen ohnedies Käse als «verfaulte Milch» ablehnen.

Bitteres als weckender Genuss

Das Beispiel des Käses zeigt aber, dass Bitteres auch als delikat empfunden werden kann. Es gibt begeisterte Anhänger von Orangenmarmelade, Chicorée, Bitter Lemon, Campari oder Enzianschnaps. Und selbst wer meint, dass er nichts Bitteres anrühre, wird oft ein Stück Schokolade nicht ablehnen. Diese aber besteht aus Kakao, der ohne Zuckerzusatz ziemlich bitter schmeckt. Und schließlich ist der – ebenfalls bittere – Kaffee noch immer das beliebteste Getränk in Deutschland. Beides deutet darauf hin, dass im Bitteren weckende Kräfte stecken, und tatsächlich wird nicht nur Harry Potter durch einige Stücke Schokolade aus seiner, durch die Begegnung mit «Dementoren» verursachten, Ohnmacht geweckt. Schokolade gilt auch ganz wissenschaftlich als starkes Analeptikum, als anregendes Mittel, das einen bei Müdigkeit oder nach einem Schwächeanfall wieder zu sich bringt. Auch als Arzt kann einem diese Wirkung helfen, wenn man aus dem Schlaf heraus zu einem nächtlichen Hausbesuch gerufen wird.

Der Ort des Bitteren

Wie verhält sich Bitteres zu unserem Leib? Wir sahen bei der Betrachtung des Süßen, dass es in unserem Mund beim Kauen (z.B. von Brot) entstehen kann. Im Magen wird Säure gebildet, gleich dahinter, im Zwölffingerdarm, wird zum Nahrungsbrei salziger Bauchspeichel gemischt und dort wird auch bittere Galle abgesondert. Ihr Geschmack ist ja geradezu sprichwörtlich. Sie wird in der Leber gebildet, deren Name nicht ohne Grund an das Leben erinnert. In ihr finden die für das Leben entscheidenden Stoffumwandlungen statt. Die Galle wird gebraucht, um Fett verdauen und aufnehmen zu können. Es ist der Nahrungsbestandteil, der uns die intensivste Wärmebildung ermöglicht.

Gerade nach sehr fettem Essen (berühmt dafür sind weihnachtlicher Gänsebraten und von Fett triefende Faschingskrapfen) bekommt mancher die Galle zu spüren. Vom Bauchdrücken bis zur Gallenkolik können die Beschwerden reichen. Und was hilft dann am besten? Ein Magenbitter! Alkohol muss dieser gar nicht enthalten, auf jeden Fall aber Enzian und vielleicht auch Wermut, so z. B. im Bitter-Elixier (Wala) oder den (alkoholischen) Amara-Tropfen (Weleda). Sinnvollerweise wird der Gänsebraten schon vorbeugend mit bitterem Beifuß gewürzt.

Viele verdauungsfördernde Gewürze weisen einen bitteren Hintergrundgeschmack auf. Erst recht gilt dies für viele Heilkräuter wie

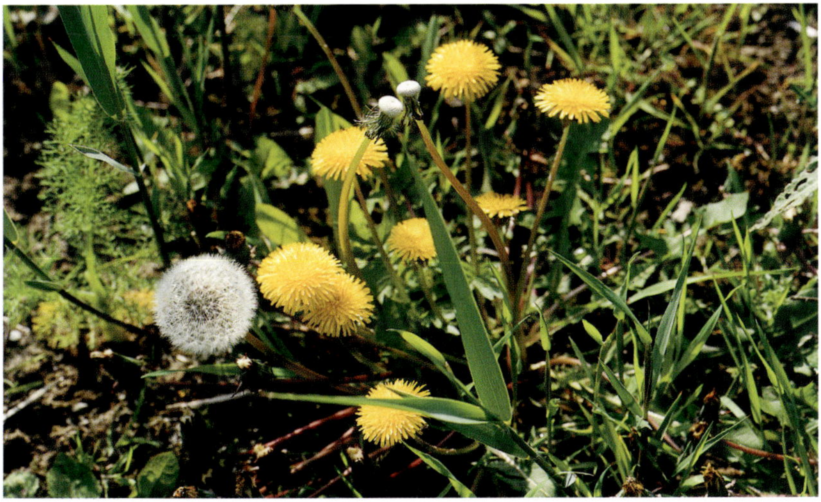

Auch Löwenzahn gehört zu den verdauungsanregenden Bitterkräutern.

Schafgarbe, Löwenzahn, Benediktendistel oder gar das wirklich sehr bittere Tausendgüldenkraut, dessen Name bereits darauf verweist, wie hoch es zu schätzen ist. Die nachweisbar den Gallefluss fördernde Wirkung der meisten Bitterkräuter ist ein schönes Beispiel für den Grundsatz, dass «Gleiches mit Gleichem» behandelt werden kann.

Bitteres fördert die Verdauung und macht munter

Lange Zeit war die Meinung verbreitet, dass Medizin grundsätzlich bitter schmecken müsse und die Allheilmittel des Mittelalters, der «Theriak» und das «Lebenselixier» *(Elixier ad longam vitam)* bestanden hauptsächlich aus Bitterkräutern, so wie es noch heute für den berühmten «Schwedenbitter» gilt. Tatsächlich kann nach dem Genuss von Bitterem nicht nur ein Unwohlsein im Bauch schwinden oder die Verdauung angeregt werden (was man schon vor dem Hauptgericht durch bitteren Aperitif, Radicchio, Artischocke oder Chicorée-Salat erreichen kann), man fühlt sich oft auch wacher und klarer, das matte Gefühl sich hinlegen zu müssen vergeht, man wird vom Bitteren «in den Senkel», die Senkrechte gestellt.

Das Beschriebene schließlich verweist noch auf eine ganz andere Seite des Bitteren. Neben dem sich aufrichtenden Menschen sind es die Pflanzen, die sich in die Senkrechte stellen, zum Himmel, zum Licht streben. Sie stellen sich in das Licht und benützen es, um lebendige Substanz zu bilden, die auch für uns zur Lebensgrundlage wird. Sie tun dies mit Hilfe des Blattgrüns, des Chlorophylls, dessen chemische Struktur weitgehend der unseres Blutfarbstoffes entspricht. In dessen Mitte, in ein Kreuz aus vier chemischen Gruppen eingespannt, steht das Eisen (siehe auch Seite 39ff.). Umgekehrt wie Eisen dient Magnesium in der Pflanze der Lichtaufnahme, Substanzverdichtung und Sauerstofffreisetzung. Alles was wir essen, ist letztlich durch die Fähigkeit des Magnesiums entstanden (siehe auch Seite 45ff.), die Bildung irdischer Substanz aus Himmelskraft zu ermöglichen. Magnesium aber schmeckt bitter. Es verursacht den bitteren Geschmack von Meerwasser und ebenso von Bittersalz (Magnesiumsulfat). Wirklich ist also Bitteres – wenn auch nur als zarte Spur, welche die Pflanzen durchzieht und Himmlisches in Irdisches verwandelt – die Grundlage des Lebens auf der Erde. Vielleicht kann man so schließlich auch den Namen Marias verstehen …

Verwandlung von Himmlischem ins Irdische

Wie viel Saures darf es sein? Auf der Suche nach dem Gleichgewicht

Stellen Sie sich lebhaft vor, in eine Zitrone zu beißen. Haben auch Sie jetzt den Mund gespitzt, die Stirn in Falten gelegt und ist auch Ihnen das Wasser im Mund zusammengelaufen? Dann haben Sie die wichtigsten Wirkungen von Saurem kennen gelernt. Saures berührt uns seelisch, es ruft aber auch starke leibliche Reaktionen hervor. Sogar rein seelische Erlebnisse von Saurem fördern Drüsenabsonderungen. Das kann so weit gehen, dass ein Blasorchester durch den Anblick einer Zitrone in ernsthafte Schwierigkeiten gerät

Saures regt Absonderungen an und zieht zusammen

Dass Saures zusammenziehend wirkt, fühlen wir nicht nur im Mund, wir sehen es beispielsweise auch, wenn wir Zitrone in Milch träufeln. Dann zieht sich gelöstes Eiweiß als Flocken zusammen, die auf den Boden sinken. Im Prinzip wird Käse auf diese Weise hergestellt. Wärme verstärkt den Vorgang, was zu erkennen ist, wenn wir versehentlich sauer gewordene Milch in heißen Kaffee gießen.

Eine entsprechende seelische Wirkung geht ebenfalls von Saurem aus. Wenn wir müde sind oder verträumt, so weitet sich unsere Seele. Wir haften nicht mehr am Detail, wir grübeln nicht mehr über ein einzelnes Problem nach, vielmehr wird unser Blick unscharf, er ver-

Verwandtschaft von Saurem und Schmerz

schwimmt. Wenn wir jetzt auf ein paar rote Johannisbeeren oder in einen sauren Apfel beißen, so sind wir sofort wieder «ganz da». Unser seelisches Erleben wird zusammengezogen, verlässt die Weiten des Unbestimmten, ist ganz mit dem Geschmack verbunden. Sauer macht nicht nur lustig (was man ja auch nicht im Schlaf ist), sondern vor allem wach. Diese Eigenschaften teilt das Saure mit dem Schmerz, der ebenfalls das Bewusstsein an einen Ort des Leibes bindet, z.B. bei einem Nadelstich, der unser Erleben auf einen nadelfeinen Ort der Haut fixieren kann. Kein Wunder, dass sich der Chemiker Nicolas Lémery (1645–1715) vorgestellt hat, eine Substanz wäre sauer, wenn ihre Moleküle aus nadelfeinen Spitzen bestünden. Aus heutiger naturwissenschaftlicher Sicht ist dies ein Irrtum. Offenbar kam Lémery aber durch Beobachtung seines inneren Erlebens auf seine Hypothese – und auf diesem Feld hatte er gar nicht so unrecht.

Spiel zwischen Enge und Weite

Wenn wir von einem Menschen sagen, er sei «sauer», so sprechen wir von einer Eigenschaft seiner Seele, nämlich davon, dass sie an einem Punkt des Ärgernisses wie fest hängt, und es dem Betroffenen – zumindest im Moment – nicht möglich ist, sich von diesem schmerzhaften Punkt zu lösen und wieder einen größeren Zusammenhang ins Auge zu fassen. – Unsere Seele bleibt aber nur dann gesund, wenn sie zwischen Enge und Weite, zwischen Konzentration und Entspannung zu schwingen vermag, deshalb sollte man nicht zu lange «sauer bleiben». Wie aber sieht es mit dem Sauren in leiblicher Hinsicht aus?

Beginnen wir nochmals beim Mund. Ein wenig Säure macht Speisen oft schmackhafter und bekömmlicher. Ein bisschen Essig, etwas Zitronensaft, ein wenig Joghurt oder Saure Sahne können den Unterschied zwischen einem faden oder einem leckeren Gericht machen. Auch hier wirkt Saures zunächst auf unser Seelisches. Dieses wirkt aber sogleich auf den Leib. Nicht nur im Mund wird in Zusammenhang mit der Wahrnehmung von Saurem Verdauungssaft gebildet, dies geschieht auch im Magen. Hier tritt sogar eine ziemlich scharfe Säure, die Salzsäure auf, deren lebensvernichtende Wirkung dazu beiträgt, dass viele Krankheitserreger, die sich in unserer Nahrung befinden, uns nichts anhaben können (die Anwendung von Essig oder Zitronensaft bei der Zubereitung von Salaten, die besonders leicht mit Erregern kontaminiert sein können, hat unbewusst wahrscheinlich u.a. das gleiche Ziel). Ordentlich verdauen bedeutet auch, dass keine

Säure tötet ab und verwandelt

Nahrung so bleiben darf, wie sie außerhalb von uns war – alles muss seine ursprüngliche Gestalt vollständig aufgeben. Hierzu trägt Säure bei, und dies tut sie nicht erst in unserem Körper.

«Verdauungsvorgänge» können schon viel früher beginnen. Milchsaures Gemüse, z.B. Sauerkraut, ist dafür ein Beispiel. Im Krautfass werden die harten Weißkohlblätter weich und geschmeidig und bilden schließlich eine ausgezeichnet verdauungsfördernde Speise. Sauerkraut enthält nicht nur wichtige Vitamine und «Ballaststoffe», die wir für eine regelmäßige Darmtätigkeit benötigen, auf milchsaurem Gemüse sitzen auch genau dieselben Bakterien, die wir in unserem Dünndarm selbst «kultivieren» und die dort zur Verdauung beitragen und unsere Gesundheit fördern. Heute weiß man, dass diese Milchsäurebakterien auch zur Stabilität gegenüber Erkältungen beitragen, Asthma seltener machen, aber auch bei entzündlichen Darm-, ja selbst bei Gelenkerkrankungen hilfreich sein können. Statt Medikamenten ist daher oft – gerade im Winter – der Genuss von Sauerkraut empfehlenswert.

Viel Säure kann krank machen

Aber wie steht es mit der «Übersäuerung»? Manche Schrift und mancher Vortrag erweckt den Eindruck, kaum ein Übel hätte nicht in ihr seine Ursache und es käme nur darauf an, überschüssige Säure durch Basen zu binden. Früher habe ich darüber ebenso gelächelt wie über Lémerys Konzept von den Säuren. Aber auch hier kann man bemerken, dass etwas Wahres daran ist, sobald man die richtige Betrachtungsebene findet. Es ist nicht zu leugnen, dass in Entzündungsbereichen oder dort, wo eine Durchblutungsstörung (z.B. im Herzmuskel bei einem Angina-pectoris-Anfall) besteht, sich Säuren ansammeln. Auf dem Hintergrund der oben angestellten Betrachtungen wundert es daher nicht, dass diese Zustände mit Schmerz einhergehen. Auch hier wird das seelische Erleben einseitig an den erkrankten Körperteil gebunden. Tatsächlich kann man immer wieder erleben, dass die Gabe von säureneutralisierenden Basen – z.B. von Natron – erstaunlich schnell zu einer Besserung führen kann. Damit ist zwar meistens die Krankheit nicht in der Tiefe geheilt, es kann aber zumindest vorübergehend eine «Befreiung der Seele» erfolgen und damit ein erster Heilungsschritt angestoßen werden. Dass dies sogar bei Durchblutungsstörungen sinnvoll sein kann, die zunächst oft mechanisch bedingt und daher schwer wandelbar erscheinen, hängt damit zusammen, dass zu saures Blut schlechter fließen kann.

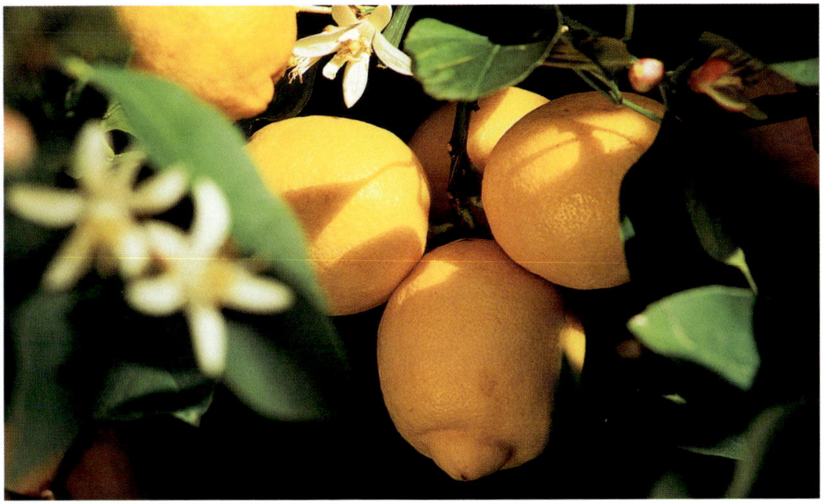

Nicht alle Säuren sind ungesund

Es wäre ein Irrtum, wenn man meinen würde, man müsste zur Überwindung einer «Übersäuerung» saures Obst meiden. Die darin enthaltenen organischen Säuren werden im Stoffwechsel völlig aufgelöst. Problematisch sind dagegen mineralische Säuren wie Phosphorsäure, die in «Softdrinks» wie Limonaden und Colagetränken enthalten sind, und Schwefelsäureäquivalente, die z.B. aus dem Abbau von tierischen Eiweißen entstehen können. Obst und Gemüse enthält dagegen viele alkalische Salze und «entsäuert» daher.

Säuren als Heilmittel

Nicht immer ist es aber richtig, innerlich weitend zu wirken. Manchmal helfen gerade Säuren. So ist z.B. bei Heuschnupfen eine zu geringe Formung zu verzeichnen. Die Blutgefäße der Nase sind überweit, die Schleimhäute geschwollen, Flüssigkeit, die im Leib bleiben sollte, fließt heraus. Hier muss man zusammenziehend wirken, und dies kann z.B. durch verdünnte Zitronenpräparate geschehen, wie es in der anthroposophischen Medizin mit den Präparaten Gencydo oder Citrus/Cydonia geschieht.

Wie so oft erlebt man auch bei der Frage nach dem Sauren: Es kommt auf das Gleichgewicht an, und wer gelernt hat, dieses zu regulieren, der kann damit Gesundheit erhalten und wieder herstellen.

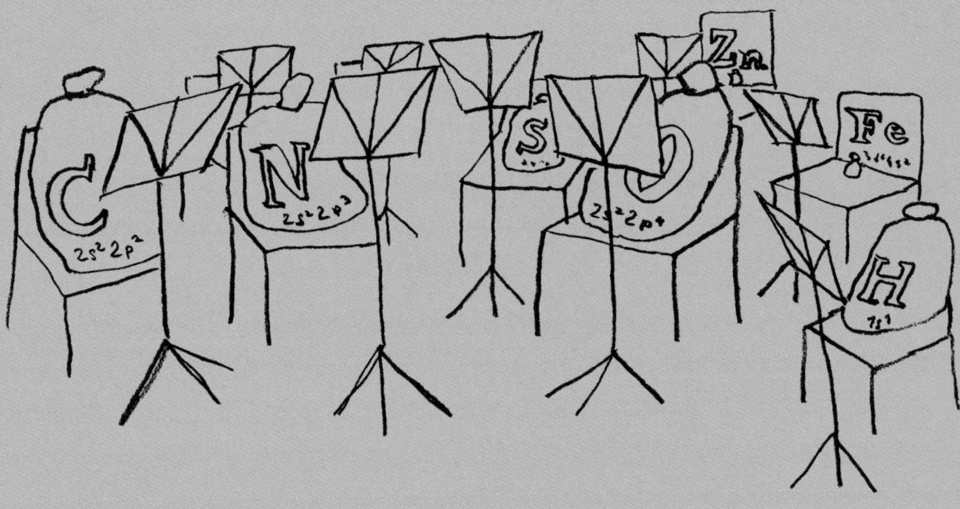
C
2s²2p²
N
2s²2p³
S
O
2s²2p⁴
Zn
Fe
H
1s¹

Nur Spuren eines Elements

Die Substanzen «wirken» nicht, aber der lebendige Organismus benutzt sie

Immer wieder lesen wir, dass «Spurenelemente» lebenswichtig seien. So heißt es dann in verkürzten Werbebotschaften: Zink ist gut fürs Immunsystem und die Haut, Selen kann Krebs verhindern, Jod bewirkt, das wir keinen Kropf bekommen und die Neugeborenen ein gesundes Gehirn haben, Magnesium wirkt gegen Wadenkrämpfe und Arteriosklerose, Eisen macht stark usw. Wie machen diese Substanzen das eigentlich? – Als in der Schule das Fach «Biologie» hinzukam, war ich begeistert und hoffte, nun Wahrheiten über das Leben zu erfahren. Bald lernten wird, dass Blattgrün (Chlorophyll) aus Wasser und Kohlendioxid bei Lichteinwirkung Zucker entstehen lässt. Das wollte ich ausprobieren. Mit Chloroform wurde aus Spinat Chlorophyll extrahiert und in einer Schale in die Sonne gestellt. Doch wie lange ich auch hineinpustete (wir hatten auch gelernt, das in der Ausatmungsluft viel Kohlendioxid enthalten ist), die Lösung wurde nicht süß – und auch ein vom Hausarzt geschenkter Teststreifen konnte kein bisschen Zucker nachweisen. Von da an war ich nicht nur skeptisch gegenüber dem Schulwissen, sondern auch gegenüber der Behauptung, ein Stoff «mache» etwas. Erst viel später lernten wir dann, dass das Chlorophyll in ganz bestimmten Ordnungen in der Zelle verteilt sein muss und viele andere Substanzen bei der Zuckerbildung mitwirken, dennoch vollziehen sich in Wirklichkeit die Stoffverwandlungen, die Grundlage unseres Lebens sind, nur im Lebendigen und noch nie konnte die Photosynthese außerhalb einer lebendigen Pflanze nachgeahmt werden. Sicherlich braucht es dazu eine Vielzahl von Substanzen – im Chlorophyll steht sogar ein Spurenelement, das Magnesium, im Zentrum. Die Verwandlungen werden aber nicht einfach von den beteiligten Stoffen bewirkt.

Spurenelemente heißen aus dem banalen Grund so, weil sie in uns nur in geringen Mengen vorkommen. Die chemische Analyse unseres

Im «Orchester» des Organismus können die Elemente über ihre natürlichen Eigenschaften hinauswachsen

Körpers ergibt reichlich Kohlen-, Stick-, Wasser- und Sauerstoff und immer noch relativ viel Schwefel, Phosphor und Calcium. Die Struktur unseres Leibes ist zu einem großen Teil aus ihnen aufgebaut. Von den eigentlichen Spurenelementen finden sich nur ein paar Gramm (z.B. ungefähr 5 g Eisen und 3 g Zink) oder noch viel weniger (z.B. jeweils ungefähr ein Hundertstel Gramm Jod oder Selen). Bei ihnen kommt es viel mehr auf ihre Funktion an. Wir finden sie weniger fest an einem Ort (z.B. im Knochen oder Muskel) gebunden, sondern in bestimmten Vorgängen. Auch das stimmt nicht ganz, denn wir hatten schon beim Blattgrün gesehen, dass die Substanz als solche gar nichts tut. Erst der lebendige Zusammenhang, der auf einen bestimmten Sinn hin orientiert ist, führt schließlich auch zu einer Funktion. In vielen Fällen sind die Spurenelemente an spezifische Eiweiße gebunden, die dadurch zu Instrumenten des Organismus für besondere Aufgaben werden. Bei einem Instrument ist es von Bedeutung, aus welchem Material es besteht. Man kann keine vernünftig klingende Geige aus Pappe machen, aber auch auf noch so gut gelagertem Fichtenholz lässt sich kein Violinkonzert spielen. Deshalb benötigen wir bestimmte Substanzen, die nicht fehlen dürfen – aber erst in uns erlangen sie Eigenschaften, die sie von selbst nicht haben. So wird durch die lebendige Organisation unseres Organismus beispielsweise Eisen (ausführlicher behandelt im folgenen Kapitel ab Seite 39) über mehrere Stufen ins Zentrum unseres Blutes geführt. In der Natur rostet Eisen, wenn es sich mit Sauerstoff verbindet, es «oxidiert», zerfällt und wird wertlos. In unserem Blut ist es gerade seine Aufgabe, sich vorübergehend mit Sauerstoff zu verbinden. Hier aber oxidiert es nicht, es bleibt stabil wie ein Edelmetall, ähnlich wie Gold oder Silber. Durch unbewusste Prozesse wird Eisen in uns so «gehoben», es ermöglicht uns dadurch eigene Wärmebildung (man friert bei Eisenmangel!), Bewusstsein (Eisenmangel macht müde) und Kraftentfaltung (Schwäche kann ein Mangelsymptom sein). Was wir mit diesen Fähigkeiten machen, entscheiden wir dann selbst. Die Natursubstanzen – und auch die Spurenelemente – fügen sich in einen Zusammenhang ein, der seinen Sinn in unserer Individualität findet. Wir bedienen uns der Möglichkeiten, welche die Substanz bietet, schaffen in uns aber Bedingungen für sie, die mit ihren Eigenschaften in der Außenwelt oft nur noch wenig zu tun haben.

Wenn wir aber zu viel von den lebensnotwendigen Spurenelementen aufnehmen, können sie nicht mehr ins Leben integriert werden, und dann tun sie schließlich doch, «was sie wollen». Dann liegt eine Vergiftung vor. Tatsächlich sind alle Spurenelemente in zu hoher Konzentration Gifte. Manche – wie das Arsen – kannte man lange nur als Gift und hat erst spät entdeckt, dass sie in winzigen, «homöopathischen» Konzentrationen lebensnotwendig sind (z.B. Arsen für die Herzfunktion).

Auch «Gifte» können im richtigen Maß lebenswichtig sein

Eigentlich sollte unsere Nahrung alle wichtigen Substanzen enthalten. In besonderen Situationen, wie bei der Notwendigkeit lang dauernder künstlicher Ernährung, zeigten sich Mangelerkrankungen, die durch Zusatz von Spurenelementen gelindert wurden, wodurch man die Bedeutung vieler solcher Substanzen für den Menschen entdeckte. Leichtere Mangelzustände können aber auch bei «normaler» Ernährung vorkommen. Eine industrialisierte Landwirtschaft kann unter naturentfernten Bedingungen, wie bei der Kultur von Gemüse auf mit Nährlösungen getränkter Mineralwolle, zwar wirtschaftlich besonders effizient sein, das so entstehende Gemüse ist aber nicht nur geschmacklich unbefriedigend, es kann uns auch nicht die notwendige innere Anregung geben und ist daher für eine wirkliche Ernährung des Menschen nicht geeignet. Dies gilt häufig auch für ihren Spurenelementgehalt, wenn die Nährlösungen nur die unabdingbaren Chemikalien enthalten. Auch auf dem Feld kann durch Kunstdünger zwar ein hoher Ertrag erzielt werden, der Boden wird durch das einseitige Wachstum aber ausgelaugt und wichtige Substanzen dadurch häufig schon von der Pflanze nicht aufgenommen und dadurch auch nicht an uns weiter gegeben. Bei manchen Gemüsearten zeigen Analysen einen Abfall ihres Spurenelementgehaltes um mehr als die Hälfte in den vergangenen 20 Jahren. Auch durch natürliche Vorgänge, wie z.B. durch das wiederholte Abschmelzen von Gletschern nach den Eiszeiten, sinkt der Spurenelementgehalt vieler Böden unter das nötige Maß. Daher sind bergnahe Regionen meist Jodmangelgebiete und auch andere Elemente wie Zink oder Selen wurden hier oft vom abfließenden Wasser aus dem Boden geschwemmt. Letztlich landen diese Substanzen dann im Meer. Deshalb können Seefisch, Muscheln oder auch Algen zu unserer Spurenelementversorgung einen wichtigen Beitrag leisten. In Naturkostläden kann man Salz kaufen, dem

Industrialisierte Landwirtschaft kann zu Spurenelementmangel bei Pflanzen führen

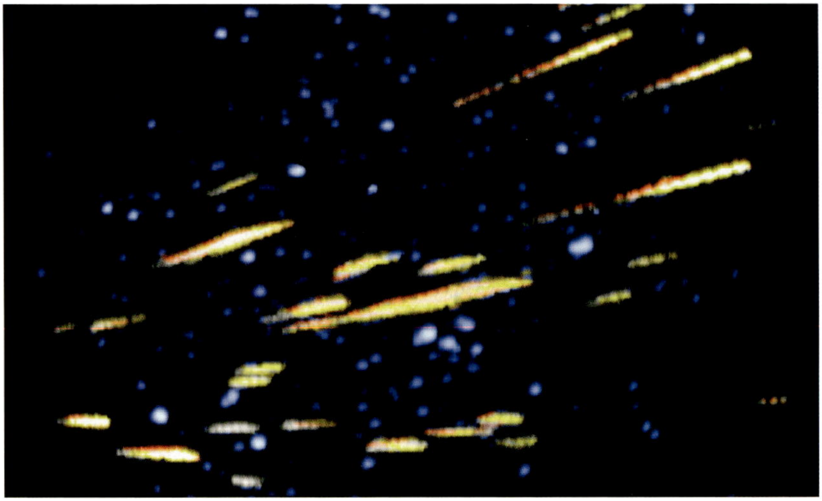

Ein Sternschnuppenschwarm – hier eine Abbildung der NASA – bildet eine Lichterscheinung am Himmel.

getrocknete Algen zugesetzt sind, was eine Normalisierung der Jodzufuhr ohne chemische Zusätze bewirken kann. Eine Anreicherung des Bodens mit wichtigen Spurenelementen kann durch Urgesteinsmehl und Kompost erfolgen. Manchmal können bei Erkrankungen oder auch zu deren Vorbeugung vorübergehend mineralische Nahrungsergänzungsmittel sinnvoll sein oder solche, bei denen versucht wurde, die Spurenelemente bereits einen ersten Schritt ins Leben einzugliedern (z.B. indem Hefe mit Selen und anderen Spurenelementen kultiviert wurde). Im Allgemeinen halte ich es für empfehlenswert, zuvor durch eine Blutuntersuchung festzustellen, ob wirklich ein Mangelzustand vorliegt.

Trotzdem gehen Mangelerscheinungen nicht immer zurück und auch chemische Analysen des Blutes zeigen, dass die zugeführten Substanzen oft nicht ausreichend aufgenommen werden. Hier können Störungen in Magen und Darm die Ursache sein. Immer wieder kann man erleben, dass die Gabe eines homöopathischen Medikamentes aus dem Spurenelement dann die Fähigkeit des Organismus zum Umgang mit der Substanz unterstützt und hilft, die äußere Substanz ins Leben einzugliedern, damit sie Grundlage für Instrumente des Organismus werden, deren harmonisches Zusammenwirken eine Vor-

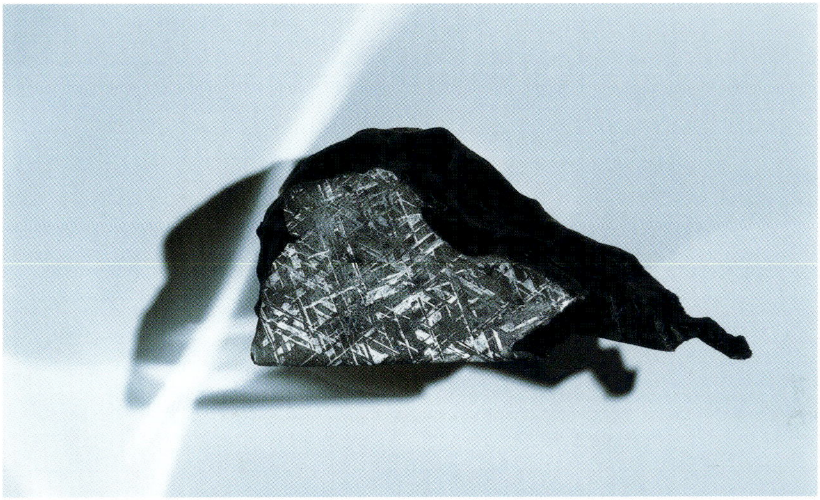

Meteoreisen ist eine auf der Erde angekommene Sternschnuppe.
Die Kristalllinien im Innern lassen noch Lichtqualität ahnen.
Als Medikament hilft es, in uns Lichtkräfte freizusetzen.

aussetzung für unsere Gesundheit ist. Ähnliches kann durch «potenzierte» biologisch-dynamische Präparate schon auf dem Feld bei den Pflanzen angeregt werden.

In der eigenen Praxis habe ich wiederholt erlebt, dass Zinkmangel, der z. B. zu vermehrter Infektanfälligkeit und Wundheilungsstörung führen kann, durch Zinktabletten nicht gebessert wurde, wohl aber nach Gabe von Zincum met. praep. D6 (Weleda) oder auch von Weizenkeimen (sie enthalten besonders viel Zink in natürlicher Form) aus kontrolliertem biologischen Anbau.

Ähnliches kann man für Selen, das z. B. bei einer Schilddrüsenentzündung wirksam sein kann, beobachten, dann hilft die Gabe von Sulfur selenosum D4 oder D6. Bei Vitamin B12-Mangel, der zu Blutarmut, Gedächtnis- und Konzentrationsschierigkeiten, aber auch zu depressiven Stimmungsschwankungen führen kann, kann die zusätzliche Verabreichung von Cobaltum metallicum D6 helfen. Dies hängt wohl damit zusammen, dass Kobalt in ähnlicher Weise im Zentrum des Vitaminmoleküls steht wie Eisen beim roten Blutfarbstoff Haemoglobin.

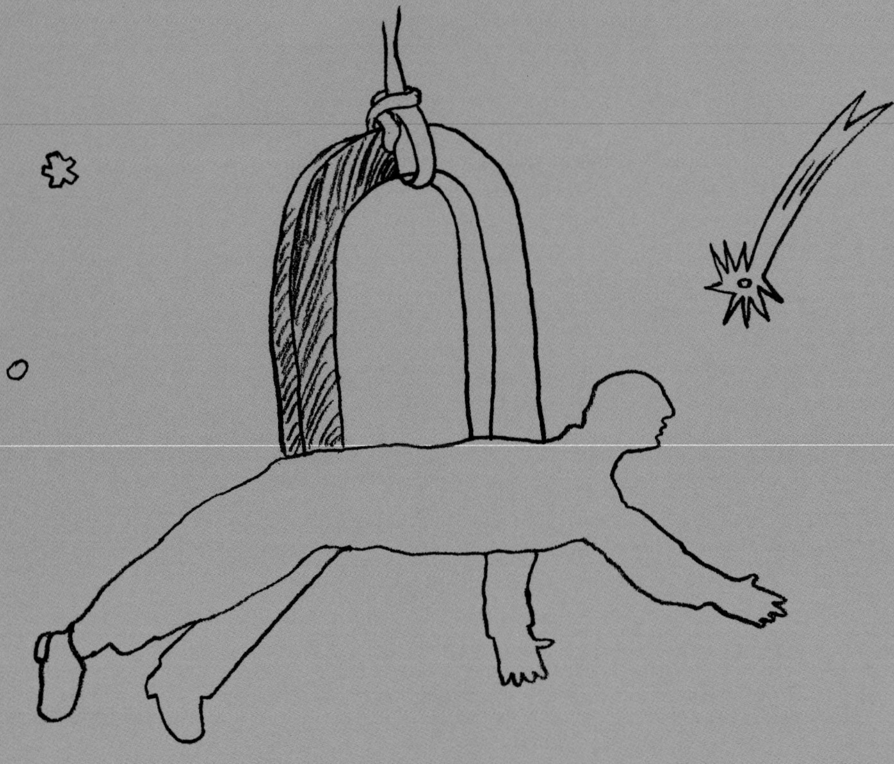

Eisen und Blut

Symptome des Eisenmangels

Wer oft müde und blass ist (obwohl er ausgeschlafen hat), sich abgeschlagen fühlt und friert, wenn es anderen noch warm genug ist, der könnte an einem Eisenmangel leiden. Natürlich kann auch eine ganz andere Krankheit oder eine Erschöpfung hinter solchen Beschwerden stecken. Immer ist es wichtig, nicht ohne eine vorherige Ursachenklärung sich selbst zu behandeln. Auf einen Eisenmangel können auch brüchige Nägel, vermehrter Haarausfall, häufige Infekte oder ewig aufgesprungene Mundwinkel hindeuten. Häufig ist die Stimme eines von diesem Problem Betroffenen dünn und leise. Eine Blutuntersuchung kann zeigen, ob zu wenig Blutfarbstoff (Hämoglobin) und Eisen im Blut vorhanden ist und lässt auch die Eisenvorräte im Organismus abschätzen. Eisen ist das häufigste Metall in unserem Körper, in dem ein außerordentlich kunstvoller Umgang mit dem Eisen stattfindet. Könnte man alles Eisen in uns zusammenfassen, so wäre daraus ein etwas größerer Nagel zu schmieden. In Wirklichkeit ist es aber in fein aufgelöster Form in unseren Lebensprozessen aktiv, als rohes, nicht eingegliedertes Eisen wäre es sogar giftig.

Eisen ist Ausdruck von Kraft und Stärke, Rüstung und Schwert sind aus Eisen und das Abtöten von Bakterien gelingt uns durch Vorgänge, für die Eisen erforderlich ist. Bei diesen Prozessen werden kleine Lichtmengen frei gesetzt, die man sogar messen kann. Die Lichtbeziehung des Eisens ist unmittelbar zu erleben, wenn Eisen geschliffen, geschnitten oder geschmiedet wird und dabei eine Funkengarbe entsteht. Nur wenige Metalle zeigen diesen Effekt und viele Sternschnuppen, die unerwartet aufleuchtend über den Himmel ziehen, enthalten Eisen. – Die höchste Vollendung erfährt das Eisen in unserem Blut. Im innersten Zentrum des Blutfarbstoffmoleküls steht das Eisen in ein Kreuz eingespannt. Es verbindet sich in der Lunge mit dem erfrischenden Sauerstoff, den es bis zur letzten Zelle in uns trägt

Eisen und Licht

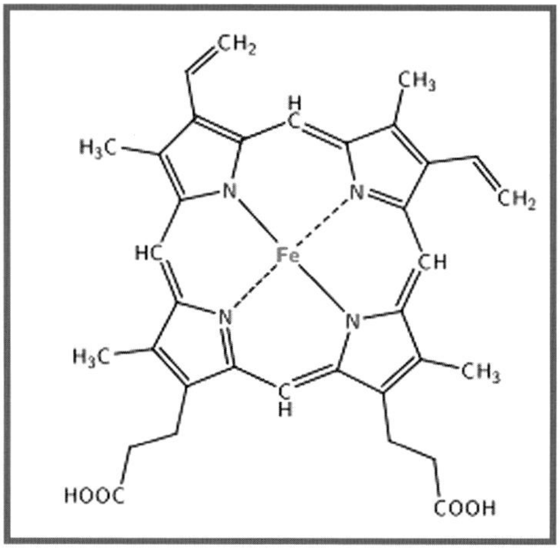

Haemgruppe des Haemoglobins
(roter Blutfarbstoff)

In beiden Molekülen steht ein Metall
(Fe/Eisen und Mg/Magnesium) im Zentrum.

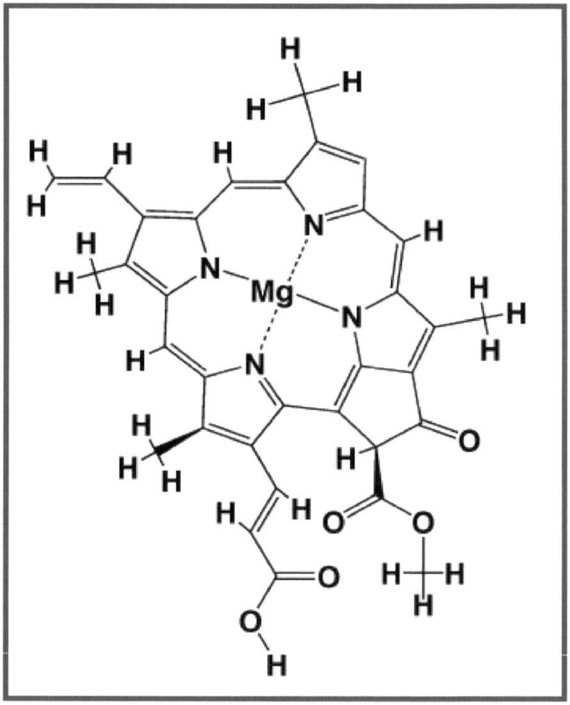

Chlorophyll (Blattgrün)

und dort wieder abgibt. Unser Innerstes und die Welt draußen werden so durch das Eisen miteinander verbunden. An der Luft rostet Eisen; wenn man es im Labor unter Luftabschluss als ganz feines Pulver gewinnt und dann mit Sauerstoff zusammen bringt, so glüht es spontan heftig auf und verwandelt sich dabei in braunen Rost, es oxidiert. Im Kern des Blutes trägt das Eisen den Sauerstoff lediglich ohne selbst zu oxidieren. Wenn das Eisen in unserem Leib durch mehrere Stufen bis in das Zentrum des Blutes gehoben wurde, hat es eine ähnliche Qualität erreicht wie ein Edelmetall (z.B. Gold oder Silber), die an der Luft liegen können ohne zu verwittern, wie es andere Metalle tun.

Wärme, Bewusstsein und Tatkraft erfordern Eisen

Die Entwicklung unseres warmen, roten, eisengeprägten Blutes hat eine lange Geschichte. Niedere Tiere wie die Eidechsen oder gar die Frösche haben ein bläulicheres Mischblut, sie können keine stabile Wärme bilden und sind wechselwarm. Krebse und Muscheln weisen

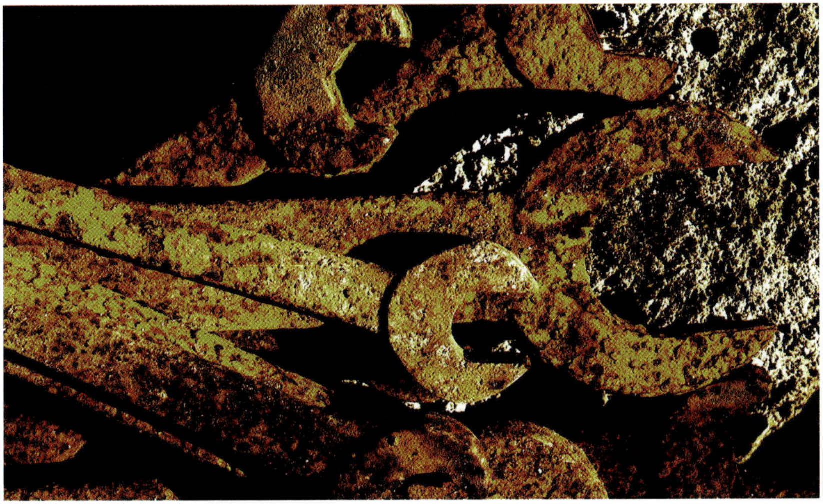

sogar buchstäblich blaues Blut auf, in dem locker gebundenes Kupfer das Eisen ersetzt, das in unserem Blut ins Zentrum des Molekülkreuzes gedrängt ist. Ganz einfache Polypentiere können sogar grünes Blut haben, welches das seltene Vanadium als Metall enthält. Diese sogenannten «Blumentiere» ähneln mit ihrem grünen Saft den Pflanzen, deren Blattgrün chemisch unserem Blutfarbstoff nahe verwandt ist, nur dass in ihm Magnesium an der Stelle des Eisens steht. Was für ein Umschlag ist es von der grünen, an den Ort ihres Wachstums gebundene Pflanze, die sich still dem Licht hingibt und dabei Substanz entstehen lässt und dabei kühler als ihre Umgebung wird, weil sie Energie in Substanz bindet, zum Menschen, der selbst Wärme bildet, indem er zuvor aufgenommene Substanz vernichtet, der hin gehen kann, wohin er will, der Bewusstsein und Willen entfalten kann! Eisenmangel macht uns pflanzenartiger, leiser, weniger wach, weniger tatendurstig, kühler.

Eisenmangel macht uns kühler

Es ist offensichtlich, dass ein Übermaß an Eisendynamik ebenfalls krankhaft sein kann. Tatsächlich gibt es Krankheiten, bei denen übermäßige Eisenablagerungen wichtige Organe zerstören. Frauen scheiden durch ihre Monatsblutung regelmäßig Eisen aus. So sind sie anfälliger für Eisenmangel, sie befreien sich auf diese Weise aber auch leichter von einem Übermaß des Metalls als es Männer können. Es gibt Hinweise darauf, dass der relative Schutz der Frauen vor Herzinfarkten mit ihrer Fähigkeit zu gesteigerter Eisenausscheidung zusammen hängt. Die ältere Frau, deren Regelblutung aufgehört hat, erreicht allmählich eine ähnliche Herzinfarktgefährdung wie ihre männlichen Altersgenossen. Wir sehen: Es ist nicht einfach gut, «viel Eisen» in sich zu tragen, es kommt auf das Gleichgewicht an und auf die Fähigkeit, Eisen im richtigen Maß in die Lebensprozesse zu führen, in denen es benötigt wird. Auch sie dienen wiederum nur der tieferen Intention des Menschen. So braucht beispielsweise ein Schmied, der den ganzen Tag über den Hammer schwingt, mehr Eisenkräfte, als beispielsweise ein Maler, der zarte Farben aufs Papier fließen lässt.

Zu viel Eisen ist ebenso problematisch wie sein Mangel

Wie kann Eisenmangel entstehen?

Wurde ein Eisenmangel festgestellt, so muss zunächst seine Ursache geklärt werden. So kann ein dauernder Blutverlust durch einen (womöglich bösartigen) Darmpolypen zugrunde liegen, eine überstarke Regelblutung, eine ungünstige Ernährung (so hemmt z.B. schwarzer Tee die Eisenaufnahme), eine Knochenmarkserkrankung und vieles mehr. Manchmal muss wirklich substantiell Eisen zugeführt werden, viel öfter aber ist es das Beste, die Fähigkeit des Organismus, mit dem Eisen richtig umgehen zu können, zu fördern. Hierfür gibt es – je nach Lage des individuellen Falles – sehr verschiedene Möglichkeiten. Eisenminerale in homöopathisch potenzierter Form oder gar Meteoreisen können in Betracht kommen, oft aber vermitteln auch Pflanzen Eisenkräfte, z.B. der bittere Enzian, der auch die Eisenaufnahme anzuregen vermag. Ein besonderer Ansatz der anthroposophischen Medizin ist es, Pflanzen, die einen natürlichen Eisenbezug haben – z.B. die Brennnessel – auf eisengedüngtem Boden heranzuziehen und nach einem recht aufwendigen Verfahren so zuzubereiten, dass die eigenen Eisenkräfte im Menschen geweckt werden. Ein solches Mittel ist Urtica Ferro culta (Weleda).

Die Stimme erheben – Ausdruck von Eisenkraft

Wie erwähnt, kann Eisenmangel zu einer schwachen Stimme führen. Eisenarmen Menschen fällt es oft schwer, die Stimme zu erheben und für ihre Belange einzutreten. Es kommt vor, dass Medikamente wenig bewirken und trotz Eisengabe die Werte im Blut sich nicht bessern. Eine besondere Sprachtherapie, bei welcher der Mensch seine eigene «Eisenkraft» ergreift, die Stimme gestärkt und so das Innere volltönend in die Welt hinaus getragen werden kann, führt verblüf-

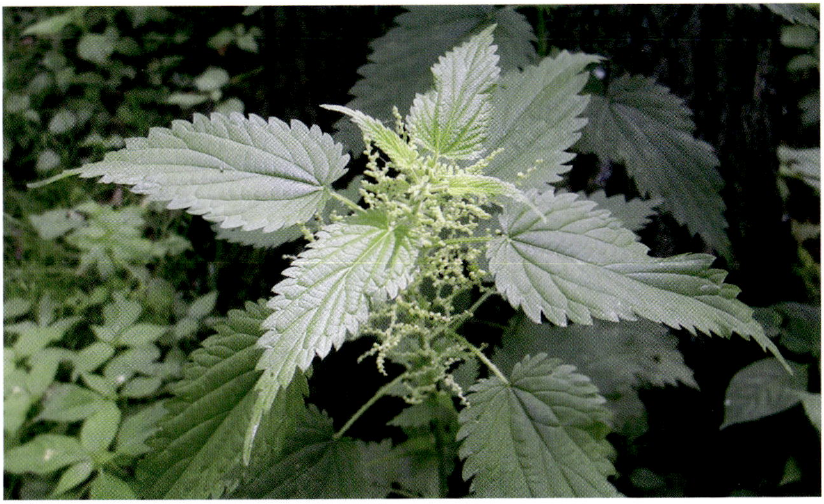

Die Brennnessel hat einen natürlichen Eisenbezug und kann die Regenerationskräfte im Menschen anregen.

fenderweise oft auch zu einer Normalisierung der Eisenwerte im Blut. Ich habe dies immer wieder bei Patienten erlebt und dieser Effekt ist inzwischen auch durch eine wissenschaftliche Arbeit, welche der Sprachgestalter Dietmar von Bonin initiierte, belegt. Der messbare Stoff folgt hier offenbar einer Gesundung des mit ihm verbundenen inneren Prozesses nach. Die eigene Tat kann stärker sein als der äußere Stoff. Immer wieder darf man staunen, wie geheimnisvoll der Mensch ist.

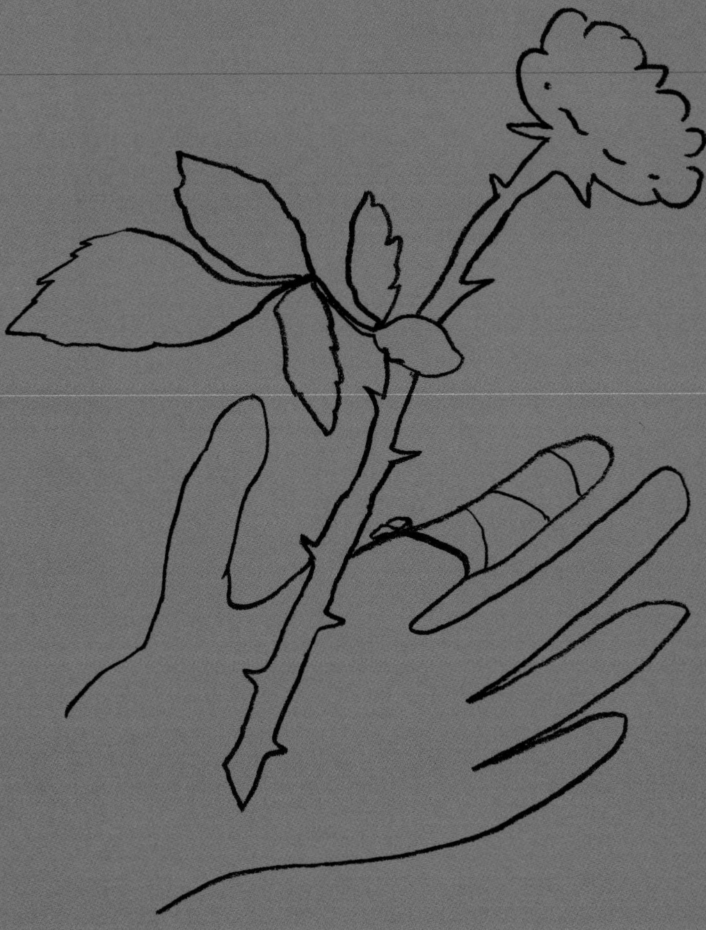

Warum wir Rot und Grün brauchen. Magnesium und seine Wirkungen

Was ist der Unterschied zwischen Tier und Pflanze? Pflanzen sind (überwiegend) grün, Tiere (im Inneren) rot. Das hört sich wie die etwas verunglückte Antwort auf eine Scherzfrage an, wie sie Kinder oft lieben. Und wie in ihren Aussprüchen oft verborgene Weisheit zu entdecken ist, so steckt auch hinter diesem Farbkontrast mehr, als man zunächst meint.

Rot berührt seelisch und kann bedrängen

Rot lässt uns nicht kalt. Ob wir uns zu seiner Wärme hingezogen oder von seiner Aktivität (oder Aggressivität) abgestoßen fühlen – immer berührt es uns seelisch. Lebewesen, deren Beseeltheit wir erleben, die sich rasch bewegen oder sichtbar reagieren, bei denen wir in unserer eigenen Seele bemerken, dass sie Empfindungen aufweisen, haben rotes Blut (wenn es auch in der Wasserwelt des Meeres einige Ausnahmen von dieser Regel gibt). Wenn wir sehen, dass dieses Rot aus einer Wunde hervordringt, trifft uns dies in der Seele – etwas zieht sich in uns zusammen.

Grün ist mit dem Leben verbunden und weitet

Anders geht es uns mit dem Grün. Beim Anblick einer grünen Wiese, einer Aue, eines Waldes genießen wir seine Lebendigkeit. Grün entspannt uns. – Reine Lebendigkeit, in der noch nicht Reizbarkeit, Beweglichkeit und Spannungsreichtum des Seelischen wirken, ist mit stillem Wachstum und Substanzbildung verbunden. Auf diesem Gebiet liegt die Meisterschaft der Pflanzen.

Praktisch alles Leben auf der Erde hängt davon ab, dass sie scheinbar aus dem Nichts heraus Leben entstehen lassen; Substanz, die Nahrung für andere und beseelte Wesen ist. Wenn man sich bewusst macht, das letztlich alles, was wir und alle Tiere der Erde essen, zuletzt darauf beruht, dass Pflanzen aus Wasser, Luft und Licht lebendige Substanz gebildet haben, dann erscheint gegenüber dieser Verwandlung das Spinnen von Stroh zu Gold im Märchen als ein verhältnismäßig bescheidenes Wunder.

Untersucht man den grünen Pflanzen- und den roten Blutfarbstoff, so findet man, dass die chemischen Strukturen einander verblüffend gleichen. Allerdings unterscheiden sie sich in einem grundlegend: Zwar gruppieren sich beide um ein Metall, bei Mensch und Tier ist das aber Eisen, während es bei den Pflanzen Magnesium ist.

Haben wir zu wenig Eisen in uns, so werden wir blass, müde, kraftlos. Fehlt Pflanzen Magnesium, so werden auch sie blass und welk. Sie wachsen dann nicht mehr richtig, und ihre Substanzbildung wird kümmerlich. Es ist das Magnesium, das sie befähigt, die von der Sonne auf die Erde strömende Kraft aufzufangen und in Substanz zu verdichten. Dass gerade Magnesium hierfür das geeignete Werkzeug ist, kann kein Zufall sein: Nirgendwo auf der Erde kommt es natürlich als Metall vor, überall ist es Verbindungen eingegangen. Erst dem Menschen gelingt es, unter großem Energieaufwand reines, silbergraues, erstaunlich leichtes Metall zu gewinnen. Es lässt sich schon an einer Kerzenflamme entzünden, und dann brennt es mit heller, strahlend weißer Flamme, die so kräftig ist, dass sie sich noch gegen die «Konkurrenz» der Sonne durchzusetzen vermag und im Tageslicht Schatten werfen kann. Diese Flamme ist übrigens so sonnenartig heiß, dass sie mit Wasser nicht zu löschen ist und selbst im Gasstrom eines Kohlendioxid-Feuerlöschers weiterbrennt. Während aber aus Magnesiummetall Licht werden kann, wird in der Pflanze aus reinem Licht mithilfe des Magnesiums Substanz.

In Magnesium steckt Sonnenkranft

So verwundert es nicht, dass Magnesium in uns und auch in jedem Tier für alle Prozesse unerlässlich ist, bei denen aus Substanz Energie freigesetzt oder Energie in Substanz gebunden wird. Fast immer wirkt Magnesium hierbei mit einem anderen «Leuchtelement» zusammen: mit dem Phosphor, der ständig ein im Dunklen sichtbares Licht ausstrahlt und dessen Übersetzung aus dem Griechischen «Lichtträger» heißt.

Wo im Organismus Energie freigesetzt oder gebunden wird, ist auch Magnesium

Daneben befriedet das «Lebensmetall» Magnesium dort, wo Seelisches im Leib zusammenziehend gewirkt hat. Jede Muskelkontraktion in uns wird – und sei sie auch unbewusst – von einem Seelenimpuls, einer «roten» Qualität ausgelöst. Und immer sind es «grüne» Magnesiumaktivitäten, die gleich darauf «alles wieder in Ordnung» bringen und zur Entspannung verhelfen. Gibt es zu wenig von diesem stillen Tun in uns, so treten z.B. spontane Wadenkrämpfe auf. Magnesium

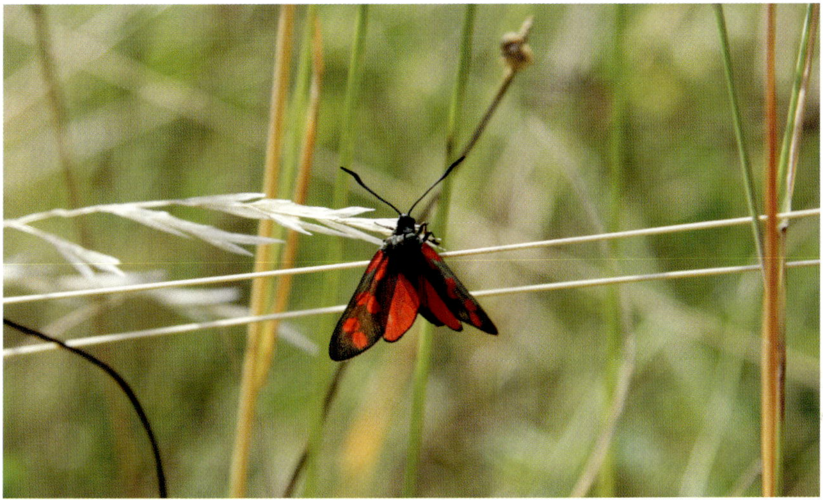

Magnesium entspannt und ordnet, wo einseitig Seelisches überlastet

ist berühmt dafür, diese heilen zu können. Aber auch weniger leicht erkennbar führt Magnesiummangel zu einer Verkrampfung, z.B. in den Blutgefäßen, wodurch der Blutdruck steigt. Auf die Dauer trägt das zur Arteriosklerose bei, und man versteht, warum Magnesium ihr vorbeugen kann. Wirken seelische Forderungen ständig überlastend, so kann das zu einem Herzinfarkt beitragen, und dessen schlimmste Komplikation besteht in ungeordneten Zusammenziehungen des Herzmuskels, bedrohlichen Rhythmusstörungen. Hier hilft oft Magnesium, weshalb es auf keiner Intensivstation fehlt. Aber auch harmlose Herzrhythmusstörungen, die durch vordringende seelische Erregung entstehen können, sprechen oft gut auf Magnesiumgabe an. Aufgrund der krampflösenden und entspannenden Wirkung des Magnesiums kann es auch einem Teil der Patienten helfen, die an Migräne leiden. Bei ihr spielen Gefäßkrämpfe eine Rolle. Um eine gute Wirkung zu erzielen, muss relativ viel Magnesium über mehrere Monate genommen werden. Diese Behandlung sollte jedoch immer mit einem Arzt besprochen werden.

Magnesium und Schwangerschaft

Auch im Menschenleben gibt es Bereiche und Situationen, wo fast pflanzenartiges Wachstum herrscht. Das ist in der Gebärmutter der Schwangeren der Fall. Wirken jetzt Sorgen und seelischer Druck übermäßig, so kann es zu vorzeitigen Zusammenziehungen der Gebärmuttermuskulatur und zur Frühgeburtsneigung kommen. Standardmedikament dafür ist Magnesium. Wenn davon sehr viel gegeben wird, so kann dies einen zu pflanzlichen Charakter bei Mutter und Kind herbeiführen. Die Körpertemperatur sinkt ebenso wie die Muskelspannung, und es kann sogar zur Magnesiumnarkose kommen, bei der das Seelische kaum noch wahrnehmbar ist.

Warum Grünes gut fürs Herz ist

Allmählich ahnt man, wie grundlegend Magnesium für das Leben ist und in welchen Lebenslagen wir es besonders brauchen. Es ist in grüner Pflanzennahrung reichlich enthalten, und so ist verständlich, warum Salat und Gemüse Herz und Kreislauf guttun, während zu viel Fleisch aus der «roten Welt» nicht empfehlenswert ist.

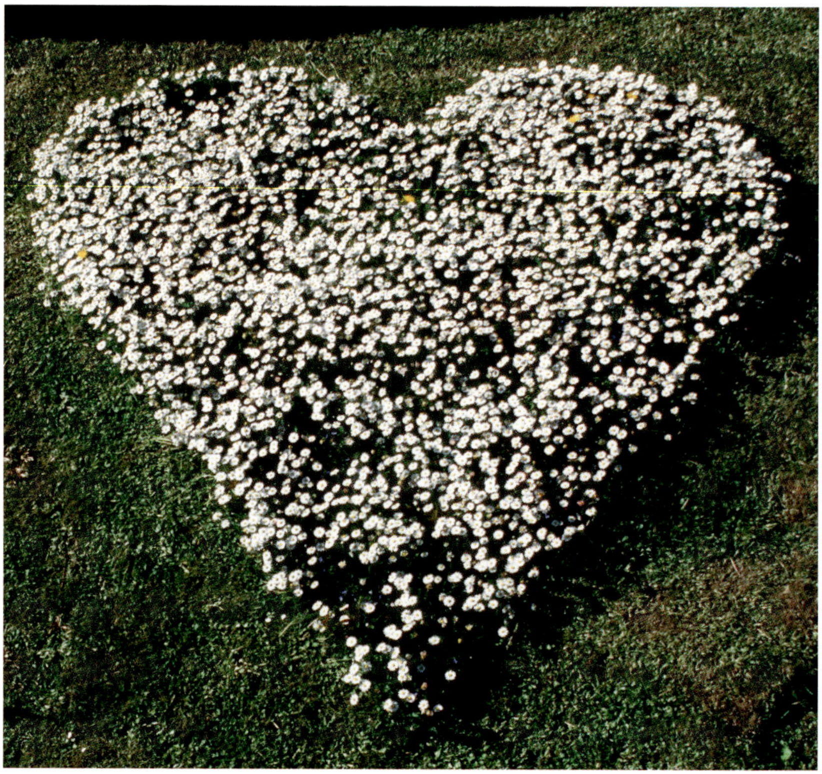

Nicht nur die Welt, in der wir selbst bestehen müssen, ist oft einseitig vom Leistungsanspruch geprägt, eine industrialisierte, übermäßig auf Ertrag ausgerichtete Landwirtschaft kann auch die Pflanzen überfordern, deren Magnesiumgehalt dadurch dramatisch sinkt. Ein bewusster Einkauf aus einer Landwirtschaft, die Lebendigkeit pflegt, bei Bedarf auch ein Magnesiumpräparat aus Drogerie oder Apotheke können daher hilfreich sein.

Rot und Grün im Gleichgewicht

Zuletzt ist die Entspannung, die aus dem Grün kommt, aber nicht nur eine Frage von Nahrung und Substanz. Gehen wir einmal «ins Grüne» oder nehmen wir einen Pinsel in die Hand und begegnen aktiv der Farbe, so können Kräfte in uns lebendig werden, die ein zu einseitig werdendes «Rot» auffangen helfen. Zuletzt kommt es darauf an, dass Rot und Grün einander harmonisch begegnen, deshalb hat es eine andere Wirkung, wenn wir eine Rose mit grünem Blattwerk und roter Blüte übergeben, als wenn wir das mit einem Salatkopf tun – und deshalb empfinden wir auch solchen Frieden, wenn wir vor dem mit roten Äpfeln oder Kugeln geschmückten dunkelgrünen Baum stehen.

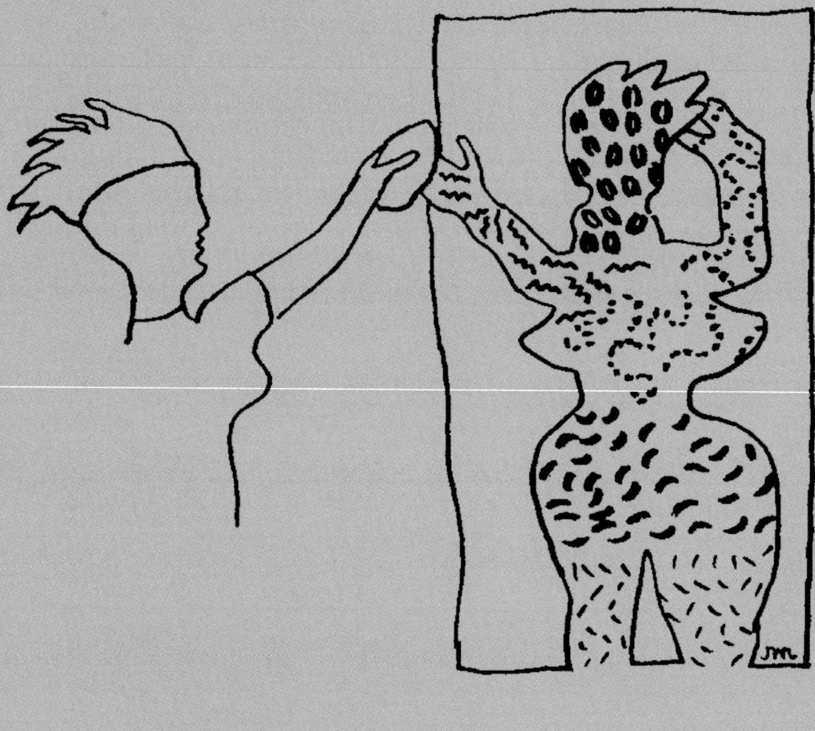

Nicht immer sind Bakterien gefährlich

Manche gute schwäbische Hausfrau verzieht beim Wort «Bakterien» angewidert das Gesicht – allzu lange wurde mit der keimtötenden Wirkung desinfizierender Putzmittel oder gar mit dem Dampfstrahler als Ideal wahrer Reinlichkeit geworben. Wie erschrocken wäre die tüchtige Frau, wenn sie wüsste, dass wir alle von Bakterien bedeckt sind und jeder von uns Myriaden von ihnen in sich trägt.

Viele Bakterien sind nützlich – so konservieren sie z. B. Lebensmittel und stärken das Immunsystem

Natürlich gibt es Keime, die bei Entzündungen und Eiterungen, ja sogar bei Pest und Cholera eine Rolle spielen, doch die meisten Bakterien sind harmlos und sogar nützlich wie diejenigen, die Sauerkraut und Joghurt entstehen lassen. Wo dieselben günstigen Keime in uns leben, tun sich schädliche schwer sich anzusiedeln oder so zu vermehren, dass sie zu Krankheiten führen können.

Im Rachen vieler Gesunder findet man Bakterien, die in Überzahl bei Lungen- und sogar Gehirnhautentzündungen auftreten, ohne dass diese im Normalfall gefährlich werden. Zwischen all den «guten» Bakterien haben sie ihren bescheidenen Platz, wie das Unkraut am Rand des Blumengartens. Wie in diesem die ordnende Hand die einen Kräuter fördert und andere zurückdrängt, ohne ihre endgültige Vernichtung zu betreiben, so werden in unserem Organismus «Nützlinge» durch Ausscheidung von Substanzen an den Schleimhäuten gefördert und potenzielle Störenfriede durch andere Stoffe und durch Eiweißprodukte des Immunsystems in die Schranken gewiesen. So gelingt es uns, Bakterien in Bereichen zu halten, wo wir sie brauchen (z.B. im Darm), während dieselben Bakterien nur ein paar Millimeter weiter im Inneren (z.B. im Blut) uns todkrank werden ließen.

Es kommt immer darauf an, wo man fremde Lebendigkeit zulassen kann und braucht, und wo nur Eigenes sein darf und die Grenzen gut kontrolliert werden müssen.

Bei der Geburt und beim Stillen überträgt die Mutter nützliche Bakterien, die Neurodermitis und Asthma vorbeugen und Darmkrankheiten verhindern

Das Fördern von nützlichen Bakterien beginnt schon ganz am Anfang unseres Lebens. Bereits die Muttermilch enthält Substanzen, die bestimmte «Milchsäurebakterien» im Darm unterstützen – und diese Bakterien werden schon mit dem ersten Schluck des Säuglings von der Mutterbrust mit aufgenommen, sie besiedeln schließlich nicht nur den Darm, sondern auch andere Schleimhäute. Eine solche gezielte «Einsaat» von richtigen Mitbewohnern, von «Symbionten», die schon mit dem Durchtritt des Kindes durch die bakterienbesiedelten Geburtswege beginnt, muss das Kind entbehren, das durch einen «keimfreien» Kaiserschnitt zur Welt kam und nur das Fläschchen erhält. Das trägt dazu bei, dass sich andere Keime ansiedeln, was nicht nur dazu führt, dass sein Stuhl strenger riecht als bei einem gestillten Kind, sondern auch, dass es anfälliger gegen Hautkrankheiten wie Neurodermitis wird.

Aber auch später noch kann eine Bakterienzufuhr hilfreich sein. Eine schwedische Studie hat gezeigt, dass Kinder, die oft Sauerkraut und anderes milchsaures Gemüse essen (das unter dem Mikroskop betrachtet von Bakterien wimmelt), deutlich seltener unter Asthma, Heuschnupfen und Neurodermitis leiden.[7] Aber auch die Auseinandersetzung mit echten Krankheitserregern birgt nicht nur Gefahren. Dieselbe Studie belegte (und das bestätigen inzwischen weitere Arbeiten, die von der EU gefördert werden[8]), dass auch häufiges Durchmachen von Fieber und Kinderkrankheiten vor den genannten Allergiekrankheiten schützt. Je öfter dagegen in der Kindheit Antibiotika und Impfungen verabreicht wurden, desto häufiger werden bei den Heranwachsenden diese chronischen Krankheiten. Sollten Antibiotika doch einmal notwendig sein, um eine schwere Infektionskrankheit zu bekämpfen, die aus eigener Kraft nicht überwunden wird, so ist es oft wichtig, für eine Wiederansiedlung nützlicher Bakterien zu sorgen. Diese werden oft ungewollt von den Antibiotika ebenso vernichtet wie die eigentlichen Krankheitskeime, und die auf diese Weise (bakterien-)frei gewordenen Räume können von Lebewesen besiedelt werden, die dort nichts zu suchen haben. Pilze, wie die viel diskutierte Candida, können sich dann ebenso breit machen und z.B. Scheidenentzündungen aber auch Blähungen hervorrufen, wie Erreger gefährlicher Darmentzündungen. Um das zu verhindern, genügt oft schon der Genuss von Sauerkraut oder die lokale Anwendung von

Joghurt. Manchmal sind auch bakterienhaltige Präparate aus der Apotheke angezeigt, die sogar schwere Darmkrankheiten wie die Colitis ulcerosa positiv beeinflussen können.

Während schwere, chronische Allergiekrankheiten dort immer häufiger werden, wo es besonders sauber ist, weiß man heute, dass sogenannte «Bauernkinder» davor weitgehend geschützt sind und es am besten ist, wenn ihre Mütter während der Schwangerschaft im Stall gearbeitet haben, wo sie mit vielen Bakterien in Kontakt kamen.[9]

Harmlose Bakterien können gefährliche in Schach halten

Nun wird man sich nicht immer eine Kuh halten können, wenn eine Schwangerschaft eintritt, eine gewisse Gelassenheit im Kampf gegen unsichtbare Bakterien mag aber eher nützlich als schädlich sein.

Ein etwas bizarres Beispiel dafür berichtete eine ältere Ärztin. Sie hatte im Krieg zwei Krankenstationen auf einem Lazarettschiff in Vietnam geleitet. Die Not führte dazu, dass oft mehrere Kranke in einem Bett lagen und nicht immer gab es genug freie Kräfte, um die Zimmer zu reinigen. Als dann ein Hygiene-Professor aus Amerika kam, um nach dem Rechten zu sehen, zitterten alle vor dem Ergebnis seiner Untersuchungen, denn man weiß, dass auch bei uns viele Patienten in Krankenhäusern durch dort erworbene Infektionen geschädigt werden (was oft durch schlichte Händehygiene der Ärzte und Pflegenden zu vermeiden wäre). Aber erstaunlicherweise zeigten sich auf den Agar-Platten, die der Professor mit Proben von Böden und Betten beimpft hatte, nur unproblematische «Allerweltskeime», nirgendwo wuchsen gefährliche Krankheitserreger, die offenbar von ihren harmlosen Verwandten verdrängt worden waren.

Das soll kein Aufruf zu Schlamperei sein und schon gar kein Vorschlag zur weiteren Kostendämpfung im Krankenhaus, das Beispiel zeigt aber, dass – wie so oft – ein Übermaß (selbst an Hygiene) nicht gesund sein muss, dass es aber unserer eigenen Lebendigkeit gut tut, wenn wir auch um und in uns Leben zulassen und pflegen.

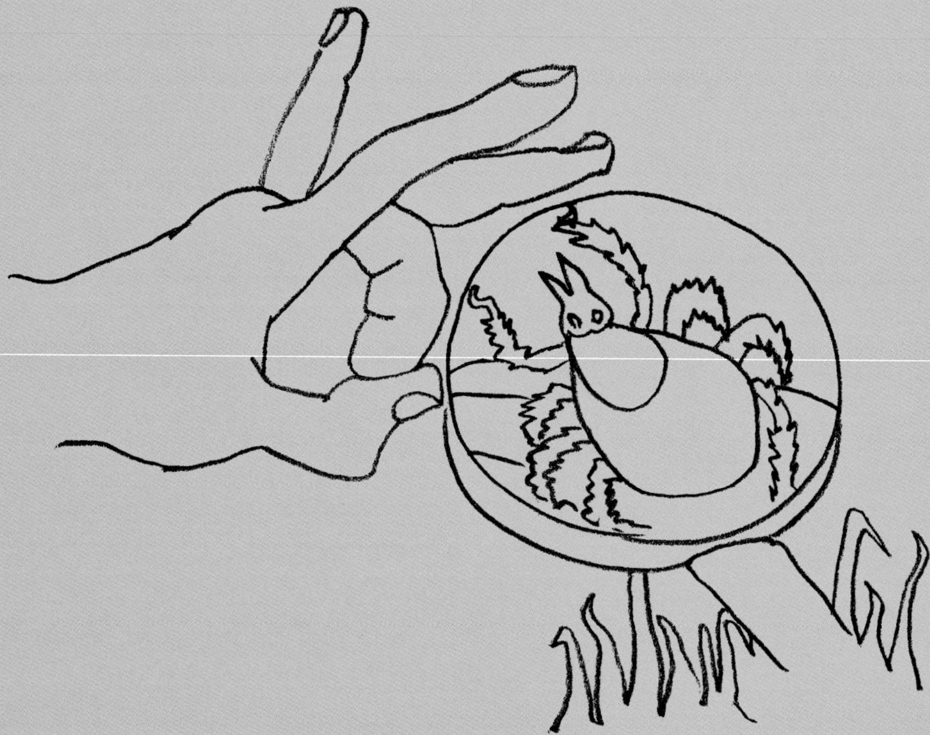

Zecken – wie ängstlich müssen wir sein?

Tiere unterstützen die Gesundheit des Menschen …

Fast jeder hält sich für tierlieb, wir fühlen die seelische Nähe zu den Tieren und manch einsamem Mensch ersetzt ein Tier den Partner. Aus Sicht des Arztes ist es fast immer ein Segen, wenn Menschen Tiere halten. Ein Hund veranlasst «seinen» Menschen zum regelmäßigen Spaziergang, die Katze, die sich auf dem Schoß niederlässt, um gestreichelt zu werden, der Vogel, der beim ersten Sonnenstrahl ein Konzert beginnt, lassen selbst noch in der Seele dessen ein Licht aufleuchten, der sonst glaubt, nichts zu lachen zu haben. Und doch können Tiere auch Gefahr bedeuten. Wie leicht Begeisterung in hysterisch anmutende Panik umschlagen kann, war zu Beginn der «Vogelgrippe» in unserem Land zu erleben. Vielen schienen die sonst freudig begrüßten Zugvögel nun geradezu Todesboten zu sein und schon drei Tage nach seinem stolz registrierten Auftauchen war der Bär in den bayerischen Alpen zur gefährlichen Bestie geworden, die es schnellstmöglich zu erlegen galt.

… es gibt jedoch auch Ausnahmen

Besonders wenige Freunde haben Spinnen, obwohl die meisten recht nützlich sind und uns Mücken und Fliegen vom Leib halten. Ob die Antipathie, die sie auf sich ziehen, damit zu tun hat, dass sie den Milben verwandt sind, die wir kaum direkt kennen, da sie meist zu klein für unser Auge sind? Viele von ihnen können wirklich unangenehm werden. In der Haut parasitierende Milben können die stark juckende Krätze auslösen. Die Bienen sind nicht nur durch den dramatischen Rückgang an Blütenwiesen, sondern auch durch Milbenbefall gefährdet, und bei Vögeln und Walrössern können Milben in Nasenhöhlen oder sogar in der Lunge leben und Reizungen auslösen. Wir Menschen leiden zumindest häufig an einer Allergie gegen die Ausscheidungen der Hausstaubmilben. Richtig gefährlich können Milben aber als Krankheitsüberträger werden. Eine Vielzahl – meist tropischer – Krankheiten kann von ihnen übertragen werden. In unseren Breiten spielen dagegen nur

Borrelliose und FSME als Krankheiten, die von Zecken – der größten Milbenart – übertragen werden, eine Rolle. Auch hier haben sich – manchmal gar irrationale – Ängste gebildet. Der beste Weg, mit Ängsten umzugehen, ist, das zu kennen, wovor man sie entwickelt.

Generell gilt, dass Zecken in ganz Deutschland Borrellien übertragen können. Dies sind recht kleine Bakterien, die eine sich ringförmig oder gleichmäßig ausbreitende Hautentzündung erzeugen können, in späteren Krankheitsstadien können Gelenk- und Herzentzündungen, aber auch Nervenerkrankungen auftreten (z.B. eine Lähmung der Gesichtsmuskulatur).

Gegen Borrelliose helfen Antibiotika

Borrellien können durch Antibiotika abgetötet werden. FSME, die Frühsommermeningoencephalitis, wird von Viren ausgelöst, Antibiotika sind daher wirkungslos. Obwohl Meningoencephalitis «Entzündung von Hirnhäuten und Gehirn» bedeutet, verläuft die Krankheit in den allermeisten Fällen wie eine Grippe mit Fieber und Gliederschmerzen und heilt komplikationslos aus. Leider kann es (weitaus seltener) aber auch zu schweren Erkrankungen mit Lähmungen kommen und ab und an kommt es sogar zu Todesfällen. Bei Kindern kommt es glücklicherweise fast nie zu schweren Erkrankungen. Auch wenn sich Patienten, die eine Beteiligung des Nervensystems haben, meistens erholen, sind sie doch oft für lange Zeit geschwächt. Gegen diese Krankheit kann man impfen. Eine Krankheitsübertragung ist nicht nur im Frühsommer möglich, sondern immer, wenn die Temperaturen 8 °C übersteigen und Zecken dann aktiv sind und sich Viren vermehren können. – Ob eine FSME-Impfung für den Einzelnen sinnvoll ist, muss individuell entschieden werden, denn die Krankheit kommt nicht überall vor, und auch wenn die heutigen Impfstoffe recht sicher sind, können doch auch durch die Impfung (selten) ernste Komplikationen ausgelöst werden. Welche Wirkungen Zusatzstoffe haben, die mit jeder Impfung in den Körper gelangen, ist bis heute umstritten. Ganz sicher verhindert die Impfung eine schwere Erkrankung nicht, sie macht sie aber wesentlich unwahrscheinlicher.

Gegen FSME kann man impfen, sie ist aber bei Kindern meist nicht gefährlich

FSME tritt in Deutschland fast nur im Süden auf, besonders betroffen sind Schwarzwald, Rheintal, Spessart, Bodenseeregion und die Gegend um Passau. Sie gelten als Hochrisikoregionen, was bedeutet, dass in einer Fünfjahresperiode mehr als 25 Erkrankungen registriert worden sind. Risikoregionen sind vor allem in Bayern und Baden-

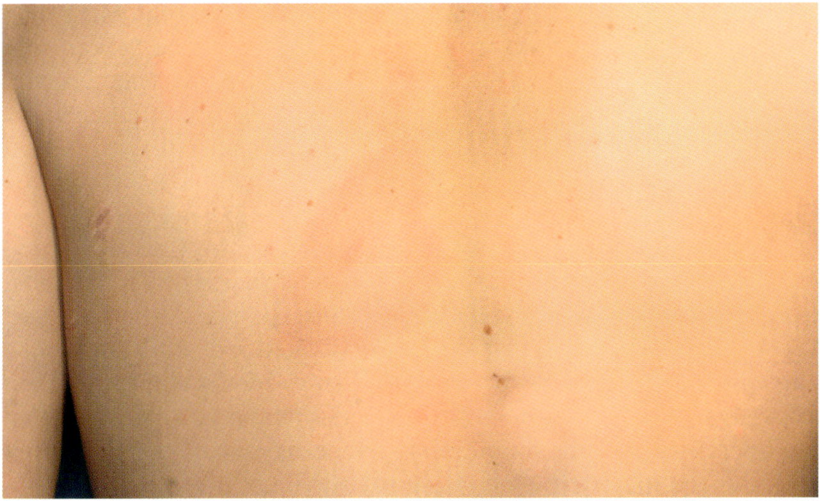

Dies ist die typische, ringförmige Manifestation einer Borrelliose.

Württemberg verbreitet. In ihnen sind in fünf Jahren mindestens fünf dort entstandene Krankheitsfälle beobachtet worden. Für «gewöhnliche» Risikogebiete wird das Erkrankungsrisiko in verschiedenen Untersuchungen mit einer Erkrankung auf 5.000 bis 15.000 Zeckenbissen angegeben.

Nicht alle Menschen neigen im gleichen Maß zu Zeckenstichen (das hängt wohl auch vom Körpergeruch ab), weshalb für die Einschätzung des eigenen Risikos neben der Aufenthaltsdauer in einem Risikogebiet und der Art der Aktivität auch berücksichtigt werden kann, ob man überhaupt zu Zeckenbissen neigt.

Hinsichtlich der Erkrankungswahrscheinlichkeit ist die Gefährdung bei der Borrelliose weitaus höher, zumal es hier praktisch keine Gebiete gibt, in denen die Zecken nicht infektiös sein können. Je nach Gegend kann jeder 50. bis 200. Biss zur Erkrankung führen. Das gilt, obwohl bis zu jede dritte Zecke die Erreger enthalten kann, da nicht jeder Biss zur Infektion und nicht jede Infektion zur Erkrankung führt (sehr oft überwindet unser Immunsystem die Infektion ohne wesentliche Erkrankung). Man sollte sich also nicht von Zahlen erschreckend hoher Durchseuchung der Zecken nervös machen lassen, zumal diese Erkrankung gut behandelbar ist.

Abendliches Absammeln der Zecken kann Infektionen verhindern

Wesentlich ist vor allem die Zeitdauer, die eine Zecke am Menschen saugen kann. Die Borrellien leben tief im Inneren der Zecken und gelangen oft erst nach zwei bis drei Tagen in den Menschen. Übertragungen vor Ablauf eines Tages sind allenfalls rare Ausnahmen. Daher lohnt es sich, nach einem Waldspaziergang oder Aufenthalt in hohem Gras, den Körper sorgsam abzusuchen. Früher glaubte man, dass die Tiere sich nach langer Hungerzeit von Bäumen auf den Menschen fallen lassen, heute weiß man, dass sie viel häufiger im Gras sitzen und die Beine hoch wandern. An zarten Hautstellen wie den Kniekehlen oder im Leisten- und Genitalbereich beißen sie dann bevorzugt zu. Oft krabbeln sie am Abend noch über den Körper und können so abgesammelt werden, bevor sie gefährlich werden. Sollten sie schon zugebissen haben, so können sie mit einer feinen Pinzette möglichst tief über der Haut gefasst und sanft hochgezogen werden. Meist lösen sie sich nach spätestens einer Minute. Geduld und Vorsicht sind wichtig, da Druck auf den Tierkörper zur Entleerung der bakterienhaltigen Körpersäfte in die Wunde führen kann. Früher empfohlene Mittel wie Bestreichen mit Öl oder Klebstoff müssen unterbleiben, weil sie den gleichen negativen Effekt haben können.

Wie man Zeckenstiche vermeidet

Am besten ist es, wenn man Zeckenbisse und damit alle Infektionsrisiken vermeiden kann. Zecken finden Menschen vor allem durch ihren ausgeprägten Geruchssinn. Schweißgeruch zieht sie an, man kann den Eindruck haben, dass dies vor allem bei stressbelasteten Menschen mit ihrer veränderten Ausdünstung gilt. Maßnahmen zur Geruchsvermeidung können ebenso nützlich sein wie Sprays und ätherische Öle zur Insekten- und Zeckenabwehr. In Apotheken, Drogerien und Naturkostläden kann man dazu meist Informationen erhalten.

Da Zecken am häufigsten über die Beine den Menschen erreichen, ist es vorteilhaft, hohes Gras und Unterholz zu meiden und die Hosenbeine in die Strümpfe zu stecken. Helle Kleidung erleichtert es, die kleinen Krabbeltiere zu erkennen, bevor sie die Haut erreicht haben. Es gibt also genügend Möglichkeiten, um einen Aufenthalt in der Natur mit ruhigem Gefühl genießen zu können.

FSME-Verbreitungsgebiete in Deutschland. ➜

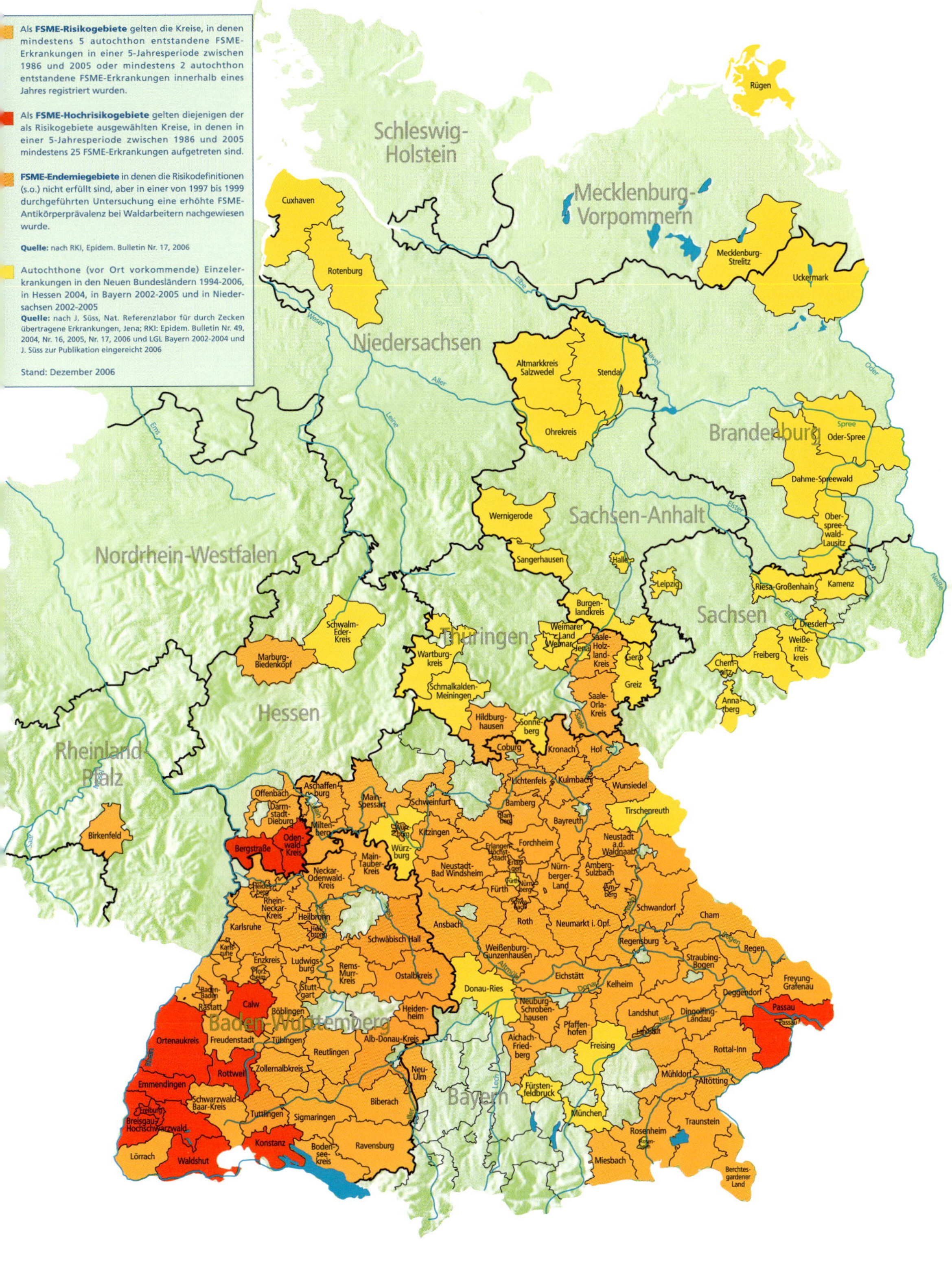
Als FSME-Risikogebiete gelten die Kreise, in denen mindestens 5 autochthon entstandene FSME-Erkrankungen in einer 5-Jahresperiode zwischen 1986 und 2005 oder mindestens 2 autochthon entstandene FSME-Erkrankungen innerhalb eines Jahres registriert wurden.
Als FSME-Hochrisikogebiete gelten diejenigen der als Risikogebiete ausgewählten Kreise, in denen in einer 5-Jahresperiode zwischen 1986 und 2005 mindestens 25 FSME-Erkrankungen aufgetreten sind.
FSME-Endemiegebiete in denen die Risikodefinitionen (s.o.) nicht erfüllt sind, aber in einer von 1997 bis 1999 durchgeführten Untersuchung eine erhöhte FSME-Antikörperprävalenz bei Waldarbeitern nachgewiesen wurde.
Quelle: nach RKI, Epidem. Bulletin Nr. 17, 2006
Autochthone (vor Ort vorkommende) Einzelerkrankungen in den Neuen Bundesländern 1994-2006, in Hessen 2004, in Bayern 2002-2005 und in Niedersachsen 2002-2005
Quelle: nach J. Süss, Nat. Referenzlabor für durch Zecken übertragene Erkrankungen, Jena; RKI: Epidem. Bulletin Nr. 49, 2004, Nr. 16, 2005, Nr. 17, 2006 und LGL Bayern 2002-2004 und J. Süss zur Publikation eingereicht 2006
Stand: Dezember 2006
Schleswig-Holstein
Mecklenburg-Vorpommern
Niedersachsen
Brandenburg
Sachsen-Anhalt
Nordrhein-Westfalen
Sachsen
Thüringen
Hessen
Rheinland-Pfalz
Baden-Württemberg
Bayern
Rügen
Cuxhaven
Rotenburg
Mecklenburg-Strelitz
Uckermark
Altmarkkreis Salzwedel
Stendal
Ohrekreis
Oder-Spree
Dahme-Spreewald
Ober-spree-wald-Lausitz
Wernigerode
Sangerhausen
Halle
Leipzig
Riesa-Großenhain
Kamenz
Burgenlandkreis
Weimarer Land
Saale-Holzland-Kreis
Gera
Greiz
Dresden
Freiberg
Weißeritzkreis
Chemnitz
Annaberg
Schwalm-Eder-Kreis
Marburg-Biedenkopf
Wartburgkreis
Schmalkalden-Meiningen
Hildburghausen
Sonneberg
Saale-Orla-Kreis
Coburg
Kronach
Hof
Lichtenfels
Kulmbach
Wunsiedel
Tirschenreuth
Bayreuth
Bamberg
Forchheim
Neustadt a.d. Waldnaab
Amberg-Sulzbach
Offenbach
Darmstadt-Dieburg
Aschaffenburg
Main-Spessart
Schweinfurt
Miltenberg
Kitzingen
Würzburg
Birkenfeld
Bergstraße
Odenwald-Kreis
Main-Tauber-Kreis
Neckar-Odenwald-Kreis
Neustadt-Bad Windsheim
Erlangen-Höchstadt
Fürth
Nürnberger-Land
Rhein-Neckar-Kreis
Heilbronn
Karlsruhe
Ansbach
Roth
Neumarkt i. Opf.
Schwandorf
Cham
Schwäbisch Hall
Weißenburg-Gunzenhausen
Regensburg
Regen
Enzkreis
Ludwigsburg
Rems-Murr-Kreis
Ostalbkreis
Straubing-Bogen
Freyung-Grafenau
Baden-Baden
Rastatt
Calw
Böblingen
Stuttgart
Heidenheim
Donau-Ries
Eichstätt
Kelheim
Deggendorf
Neuburg-Schrobenhausen
Landshut
Dingolfing-Landau
Passau
Ortenaukreis
Freudenstadt
Tübingen
Alb-Donau-Kreis
Aichach-Friedberg
Pfaffenhofen
Freising
Rottal-Inn
Reutlingen
Rottweil
Zollernalbkreis
Neu-Ulm
Mühldorf
Altötting
Emmendingen
Schwarzwald-Baar-Kreis
Biberach
Fürstenfeldbruck
Freiburg
Breisgau-Hochschwarzwald
Tuttlingen
Sigmaringen
München
Rosenheim
Traunstein
Konstanz
Bodenseekreis
Ravensburg
Lörrach
Waldshut
Miesbach
Berchtesgardener Land
Elbe
Weser
Aller
Leine
Ems
Havel
Oder
Spree
Elster
Neiße
Saale
Main
Neckar
Altmühl
Donau
Regen
Isar
Inn
Lech
Iller
Rhein
Saar

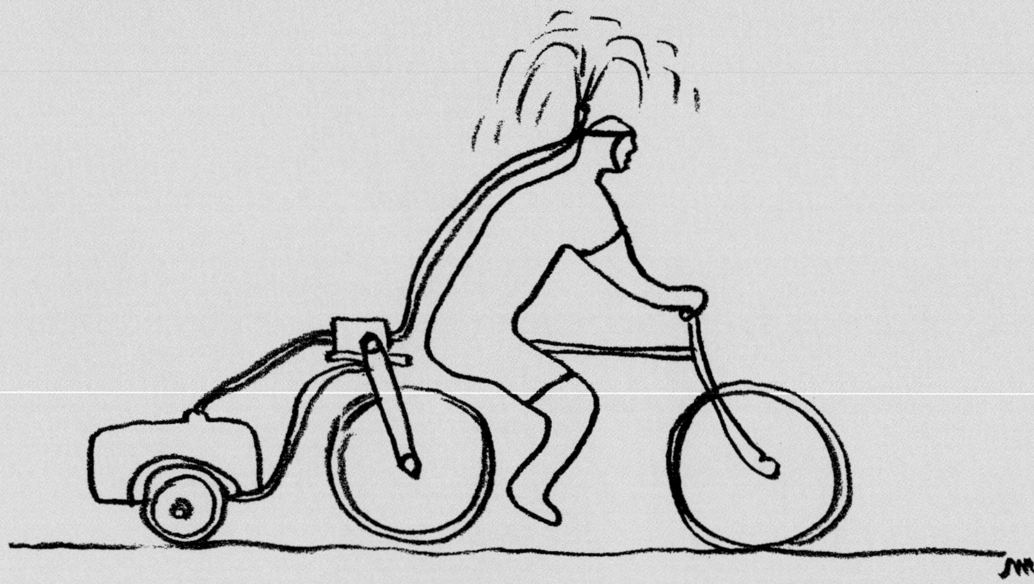

Schwitzen ist menschlich

Der Mensch – «Weltmeister im Schwitzen»

Des öfteren bin ich gebeten worden, über das Schwitzen zu schreiben. Aber was gibt es dazu aus der Sicht des Arztes zu sagen? Schwitzen ist doch so normal wie Atmen – und vielleicht ebenso notwendig. Dennoch haben manche Menschen damit ein Problem. Aber schauen wir zunächst auf das Normale: Beim Verdunsten von Flüssigkeit entsteht Kälte, Schwitzen dient dadurch der Abkühlung. Der Mensch ist «Weltmeister» darin. Viele Tiere (z.B. Vögel, Reptilien, Hunde oder Katzen) können gar nicht schwitzen. Dem Menschen ermöglicht es nicht nur, in warmen Gebieten leben zu können, es verschafft ihm auch die Möglichkeit, selbst in großer Wärme aktiv zu bleiben. Egal ob wir uns in arktischer Kälte oder in Wüstenhitze befinden, unser Körper wird immer auf derselben Temperatur gehalten. Auch in Zeiten des Hungers wird die Körpertemperatur nicht zur Energieeinsparung ein paar Grad herunter gesetzt und auch bei Wassermangel schwitzen wir, um uns zu kühlen. Das ermöglicht uns, in einem weiteren Temperaturbereich zu existieren als irgendein anderes höheres Lebewesen. Eine Katze käme in der Sauna in ernsthafte Probleme und der mit ihr verwandte Gepard ist zwar der schnellste Läufer, muss sich aber nach kurzem Sprint zum Abkühlen zur Ruhe legen. Der Mensch dagegen kann lange andauernd im «Schweiße seines Angesichts» (wie die Bibel sagt) Arbeit leisten. Die meisten erleben es sogar als angenehm, wenn ihnen in der Sauna oder beim Sport am ganzen Leib der Schweiß ausbricht.

Schweiß ist normalerweise geruchlos

Für gewöhnlich ist der Schweiß ganz geruchlos. Das ändert sich erst, wenn er durch Bakterien, die wir immer auf der Haut tragen, zersetzt wird. Lediglich bei manchen Krankheiten, beim Einnehmen bestimmter Medikamente oder von starken Gewürzen (z.B. Knoblauch) kann der Schweiß einen Eigengeruch annehmen. Normalerweise genügt es, wenn man ein- bis zweimal am Tag die Schweißreste von der

Geruch dient der Kommunikation

Haut wäscht, um Geruchsentwicklungen zu vermeiden. Neben den eigentlichen Schweißdrüsen haben wir aber auch sogenannte Duftdrüsen – vor allem in den Achseln und im Genitalbereich. Nicht zuletzt Abbauprodukte von Sexualhormonen bewirken hier einen starken Geruch. Bei vielen Tieren dienen Düfte zur wechselseitigen Verständigung (man denke nur an Hunde, die ihr Revier markieren oder die Läufigkeit einer Hündin über weite Entfernungen wahrnehmen). Für den sprechenden Menschen haben solche leibnahen, einfachen Kommunikationsebenen an Bedeutung verloren. Unbewusst wirken sie aber doch noch, was z.B. auch Hintergrund für Redewendungen ist – wie «man kann jemanden nicht riechen» – oder die Tatsache, dass wir den Duft von Säuglingen als angenehm erleben. Vor allem starke Emotionen (z.B. Angst oder Erregung) verändern unseren Geruch. Vielen Menschen ist es ein Anliegen, auf dieser wenig bewussten Ebene des Sozialkontaktes nicht unangenehm aufzufallen. Deodorants können hier auf verschiedenen Ebenen wirken. Manche enthalten antibakterielle Substanzen, welche eine Zeit lang eine geruchsintensive Zersetzung des Schweißes verhindern. Ungünstigenfalls können aber nützliche Bakterien verdrängt werden, die potentielle Krankheitserreger in Schach halten, was in seltenen Fällen Hautentzündungen begünstigen kann. Mehr noch besteht dieses Problem, wenn beizende Substanzen (z.B. Aluminiumsalze) zur Anwendung kommen, welche Ausführungsgänge von Schweiß- und Duftdrüsen vorübergehend verschließen. Ab und zu kann der Sekretstau zu Hautveränderungen und Juckreiz führen. Am Unbedenklichsten ist es daher wohl, wenn der Eigengeruch des Menschen durch Duftstoffe – z.B. ätherische Öle – überdeckt wird.

Deodorants können Probleme verursachen

Das ätherische Öl von Salbei beeinflusst sogar die Schweißproduktion insgesamt. Das kann für Menschen hilfreich sein, die zu generell starkem Schwitzen neigen. Vor allem Frauen in den Wechseljahren schätzen diese Wirkung von Salbeitee, -dragees oder speziellen Salbeipräparaten aus der Apotheke (z. B. Salvysat Bürger, Sweatosan N, Salbei Drg. Wala), wenn sie unter starken Schweißausbrüchen während Hitzewallungen leiden (deren Zustandekommen man immer noch nicht ganz versteht, obwohl man weiß, dass sie mit plötzlichen Hormonausschüttungen der Hirnanhangsdrüse parallel gehen). Manche Frauen können diese Vorgänge allerdings auch unter der Vorstel-

Schwitzen in den Wechseljahren

lung akzeptieren, dass die Wärmewoge ihnen beim jetzt anstehenden Umschmelzen ihres Leibes hilft.

Schwitzen als Krankheitssymptom

Das Schwitzen in den Wechseljahren ist ein Beispiel für Schweiß, der nicht an äußere Hitze oder verstärkte innere Wärmebildung gebunden ist. Das gleiche gilt für Nachtschweiße. Soweit sie nicht durch ein zu warmes Bett oder zu hohe Schlafzimmertemperatur verursacht sind, können sie Krankheitszeichen sein. So können sich Lungen- oder Nierenkrankheiten, aber auch Erkrankungen des Immunsystems durch nächtliches Schwitzen kundtun. Auch Hormonstörungen können zu übermäßiger Schweißbildung führen.

Schweißhände müssen nicht sein

Nicht nur Schwitzen zur falschen Zeit kann ein Problem sein, auch wenn es am falschen Ort auftritt, kann es zur Belastung werden. Dies erleben vor allem Menschen, die an übermäßigem Schwitzen der Hände leiden. Oft wird dies durch leichte seelische Anspannung (z.B. bei der Begegnung mit anderen Menschen, bei Leistungsdruck etc.) ausgelöst. Manchmal fließen dann geradezu Bäche von den Händen, sodass kein angefasstes Papier trocken bleibt, alle berührten Gläser Flecke bekommen, Werkzeuge nicht sicher in der Hand liegen und jeder Händedruck zur Pein wird und daher schon im vornherein Ängste auslöst. Nicht immer helfen dann Entspannungstechniken. Gelegentlich sind gerbende Handbäder mit Auszügen aus Eichenrinde nützlich (z. B. Quercus-Essenz, Wala). Manchen Betroffenen helfen elektrische Anwendungen (Iontophorese), die in den meisten Hautkliniken angeboten werden. Hierbei wird ein schwacher Reizstrom durch die Handflächen geleitet. Oft nimmt dadurch nicht nur hier, sondern auch in den Achseln die übermäßige Schweißproduktion ab. Man nimmt an, dass dieser Effekt unter anderem auf einer Umstimmung des sogenannten vegetativen Nervensystems beruht. Einer seiner wichtigsten Teile ist der Sympathikusnerv, der die Schweißdrüsen aktiviert. In verzweifelten Fällen wird dieser daher sogar chirurgisch unterbrochen. Bevor man zu derart drastischen Maßnahmen greift, lohnt sich immer ein Versuch mit einem anthroposophischen Organpräparat aus diesem Nerven (Sympathicus GL D30, Amp.). Wenn dieses – wie bei einem homöopathischen Medikament – in einer hohen Potenz angewandt wird, dämpft dies häufig die Überaktivität dieses Nerven beim Betroffenen. Oft kann so diesem unangenehmen Zustand entgegengewirkt werden.

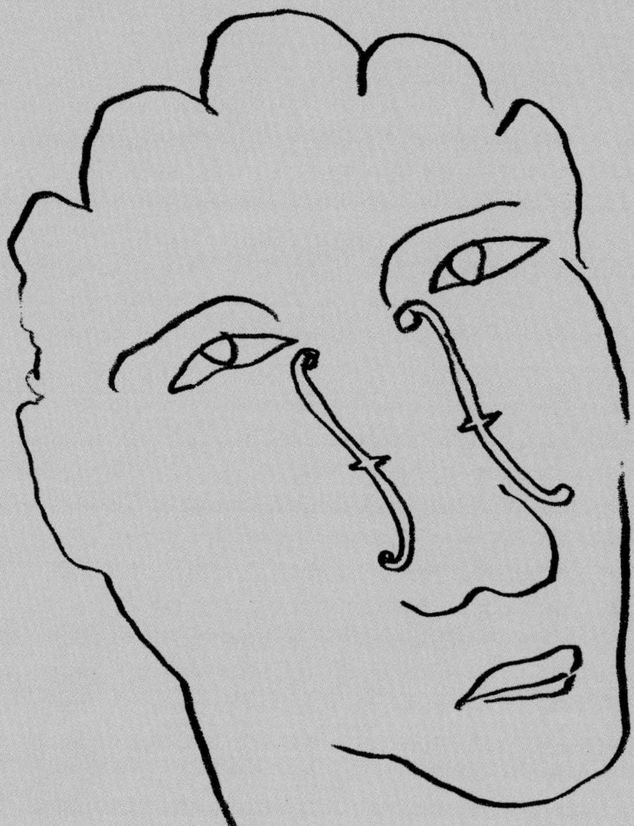

Wenn die Hohlräume im Kopf weh tun. Wie lassen sich Nebenhöhlenprobleme vermeiden?

Die Nasennebenhöhlen sind eigenartige Organe – Hohlräume im Kopf, die wir nicht bemerken, wenn wir gesund sind. Sind sie aber entzündet, so können sie quälende Schmerzen hervorrufen, die – je nachdem welche Höhle betroffen ist – in der Stirn, unter und hinter dem Auge (Kieferhöhle) oder in der Mitte des Kopfes (Keilbeinhöhle) empfunden werden.

Die Gestalt der Nebenhöhlen ist individuell

Wenn wir geboren werden, haben wir nahezu keine Nebenhöhlen. Erst im Verlauf der Kindheit und Jugend sprießen diese – von der Nasenhöhle ausgehend – in die Knochen des Kopfes ein. Sogar unser härtester Knochen – das Felsen(!)bein, in dem das Innenohr liegt – kann von Lufträumen erfüllt werden. Der Vorgang der «Belüftung» des Kopfes vollzieht sich bei jedem Menschen anders; die individuelle Ausformung der Höhlen trägt bedeutend zu unserer persönlichen Erscheinung bei. So ist beispielsweise die Ausformung der Kieferhöhle wesentlich an der Gestaltung unseres Gesichtes beteiligt. Bei Säuglingen ist das Gesicht noch ziemlich rund, Augen, Nase und Mund sitzen noch nahe beieinander. Durch den Einzug des Luftraumes der Kieferhöhlen wird das Gesicht mehr oder minder stark in die Länge gezogen. Aber auch unser vielleicht persönlichster Ausdruck, unsere Stimme, wird durch die Nebenhöhlen bestimmt. Der unterschiedliche Klang eines Instrumentes (z.B. einer Gitarre, Laute oder Mandoline) wird maßgeblich von der Form seines individuellen Hohlraumes, seines Resonanzkörpers, bestimmt. So ist es auch bei uns. Die Lufträume unseres Kopfes prägen unsere Stimme so, dass wir einen Bekannten am Telefon erkennen können oder in der Kriminalistik eine Stimmanalyse ähnlichen Wert hat wie die Untersuchung eines Fingerabdruckes. Erst wenn bei verschiedenen Menschen die Nebenhöhlen voller Schleim oder Polypenmassen stecken, beginnen ihre Stimmen ähnlich, nämlich verschnupft, zu klingen.

Die Form der Nebenhöhlen bestimmt den Klang unserer Stimme

Entzündungen beeinträchtigen den ganzen Menschen

Meistens haben wir dann das Gefühl, keinen klaren Kopf mehr zu haben. Ob wir die reinen Lufträume im Kopf brauchen, um dort Klarheit entwickeln zu können? Jedenfalls stoßen die Nebenhöhlen direkt an Sinnesorgane des Kopfes an. Nur eine papierdünne Knochenlamelle trennt sie beispielsweise vom Auge. Das Mittelohr ist ein Luftraum im Kopf und die Keilbeinhöhle ist meist nur durch eine durchscheinende Knochenmembran von der Hirnanhangsdrüse, der Hypophyse, getrennt, durch die fast der ganze Hormonhaushalt des Organismus reguliert wird. Es ist also kein Wunder, dass Nebenhöhlenprobleme den ganzen Menschen beeinträchtigen können. Oft hat man den Eindruck, dass eine Entzündung dieser individuell geformten Höhlen gerade dann zu Stande kommt, wenn es dem Betreffenden nicht mehr gelingt, den Anforderungen des Lebens eine individuelle Gestaltung gegenüberzustellen und er sich zunehmend getrieben und fremdgesteuert erlebt – bis er im buchstäblichen und übertragenen Sinn von allem «die Nase voll» hat. Es hilft, wenn man immer wieder einmal tief durchatmet (die Nebenhöhlen bekommen frische Luft, wenn wir ausatmen!), wenn man prüft, was jetzt wirklich wichtig ist, was man selbst will und es vermeidet, in einen Strudel gezogen zu werden, in dem nicht nur die gegenwärtigen Aufgaben erledigt, sondern gleichzeitig schon die nächsten und übernächsten geplant werden.

Überforderung und Austrocknung als Ursache

Aber auch anderes spielt eine Rolle: Die Schleimhäute der Nase und ihre Nebenhöhlen produzieren – wie ihr Name schon sagt – Schleim. Dieser muss durch zum Teil recht enge Öffnungen abtransportiert werden. Das ermöglichen mikroskopisch kleine Flimmerhaare, die geordnet in Richtung auf diese Öffnungen zu schlagen. Sind diese – z.B. durch Zigarettenrauch – geschädigt oder wird der Schleim zu trocken und borkig, dann ist der Abtransport erschwert oder unmöglich. Es kann sogar zum Verstopfen der Öffnungen kommen, sodass die Nebenhöhlen keine Luftzufuhr mehr haben. Allmählich saugt der Körper die verbliebene Restluft auf und der entstehende Unterdruck kann schlimme Schmerzen verursachen.

Früher wurden unsere Häuser oft von Holzöfen erwärmt, in die ein Wasserbecken eingelassen war. Die Zentralheizung unserer Tage schafft dagegen oft eine zu trockene Luft. Zudem trinken wir meist zu wenig, was die Schleimhäute zusätzlich austrocknet. Idealerweise sollten wir besonders im Winter viel trinken und uns regelmäßig an

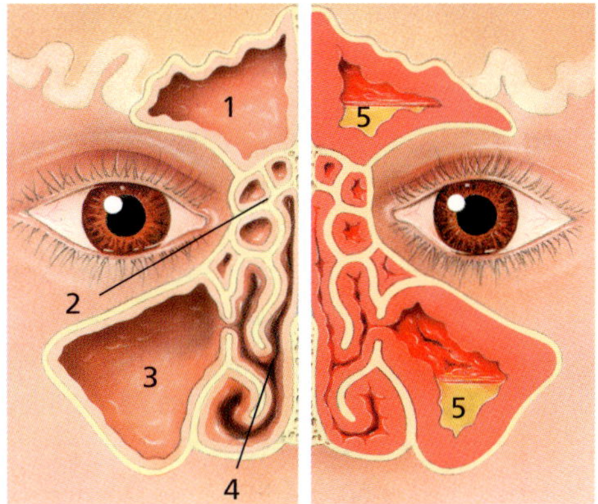

Links: Gesunde Nasennebenhöhlen
Rechts: Akute Entzündung
1 Stirnhöhle | 2 Siebbeinzellen | 3 Kiefernhöhle
4 Nasenmuscheln | 5 Eiterseen

Was hilft:
- *Schleimhäute anfeuchten*

der feuchten Luft im Freien bewegen. Auch salzwasserhaltige Nasensprays (z.B. EMSER®, Rhinomer® oder Rhinodoron®, dem noch pflegende, schleimlösende Auszüge von Aloe vera zugesetzt sind) sowie Nasenbalsame (z.B. Nasenbalsam/Wala, Nasenbalsam für Kinder/Wala, Schnupfencreme/Weleda) und Nasenöle können die Schleimhäute feucht und gesund halten. Haben sich schon trockene Borken gebildet, dann ist oft eine Nasenspülung mit Salzwasser, wie sie ursprünglich von indischen Yogis geübt wurde und inzwischen auch bei uns verbreitet ist, eine entscheidende Hilfe. In Apotheken und Drogerien erhält man hierfür Nasenduschen und Salzzubereitungen.

- *Medikamente*

Hat sich bereits eine richtige Entzündung mit Schmerzen ausgebildet, so muss ein Fachmann aufgesucht werden. Oft ist eine erfolgreiche Behandlung mit homöopathischen Mitteln und Schleim lösenden Pflanzenauszügen möglich. Häufig sind (vor allem bei Entzündungen der Kieferhöhle) Arzneien hilfreich, die auch die Leberfunktion unterstützen (z.B. Agropyron Globuli velati). Dies hängt damit zusammen, dass die Leber ein Zentrum unseres Umganges mit Flüssigkeitsprozessen ist und gerade deren Störung sich ungünstig auf die Schleimhautqualität auswirkt (z.B. Austrocknungsneigung). Ein vorübergehender Verzicht auf Milch und Käse, die bei manchen Menschen die Bildung ungesunden, zähen Schleims fördern, kann sinnvoll sein. Meerrettichauflagen (diese auf ein Taschentuch auftragen) auf die Stirn oder den Nacken helfen oft ausgezeichnet. Auch innerlich wirkt Meerrettich

- *Meerrettichauflagen*

fördernd auf die Durchblutung und ebenso wie Kapuzinerkresse mild desinfizierend. Ein Medikament aus beiden Pflanzen ist unter dem Namen «Angocin Antiinfect» im Handel. Manchmal wird die Gabe eines Antibiotikums erforderlich, da ausufernde Entzündungen angesichts der Nähe zu empfindlichen Kopforganen gefährlich werden können. Wenn eine Neigung zu wiederkehrenden oder chronischen Entzündungen entsteht, so werden oft eingreifende Operationen empfohlen. Meistens werden dabei neue «Abflusslöcher» für sich ansammelnde Sekrete der Nebenhöhlen an Stellen geschaffen, wo sie normalerweise nicht bestehen. Oft ist das Ergebnis dabei wenig befriedigend, was wohl auch damit zusammen hängt, dass die Flimmerhärchen den Schleimtransport nicht zu diesen «ungewohnten» Orten, sondern weiterhin zu den üblichen Ausführungsgängen zu unternehmen versuchen. Wenn es gelingen würde, diese Bewegungsvorgänge zu unterstützen, würde Heilung oft auch ohne solche Eingriffe möglich sein. Vielleicht ist es gerade ein solcher Vorgang, der den häufig

• *Heileurythmie*

verblüffend guten Erfolg einer Heileurythmie-Behandlung in solchen Fällen erklärt. Hier wird durch äußere Bewegungen (vor allem der Arme und Hände) versucht, innere Bewegungen anzuregen. Dabei erfolgt aber nicht einfach eine mechanische Gymnastik, sondern eine Bewegung, die von Seelenregungen erfüllt ist. Oft erlebt man dabei, dass sonst kalte Körperregionen sich erwärmen, dass eine immer verstopfte Nase frei wird und sich stauende Sekrete nun abfließen können. Dabei ist es sehr befriedigend zu erleben, dass durch eigenes Handeln Operationen vermieden werden können und eine Überwindung von Krankheit möglich ist.

Kapuzinerkresse wirkt mild desinfizierend.

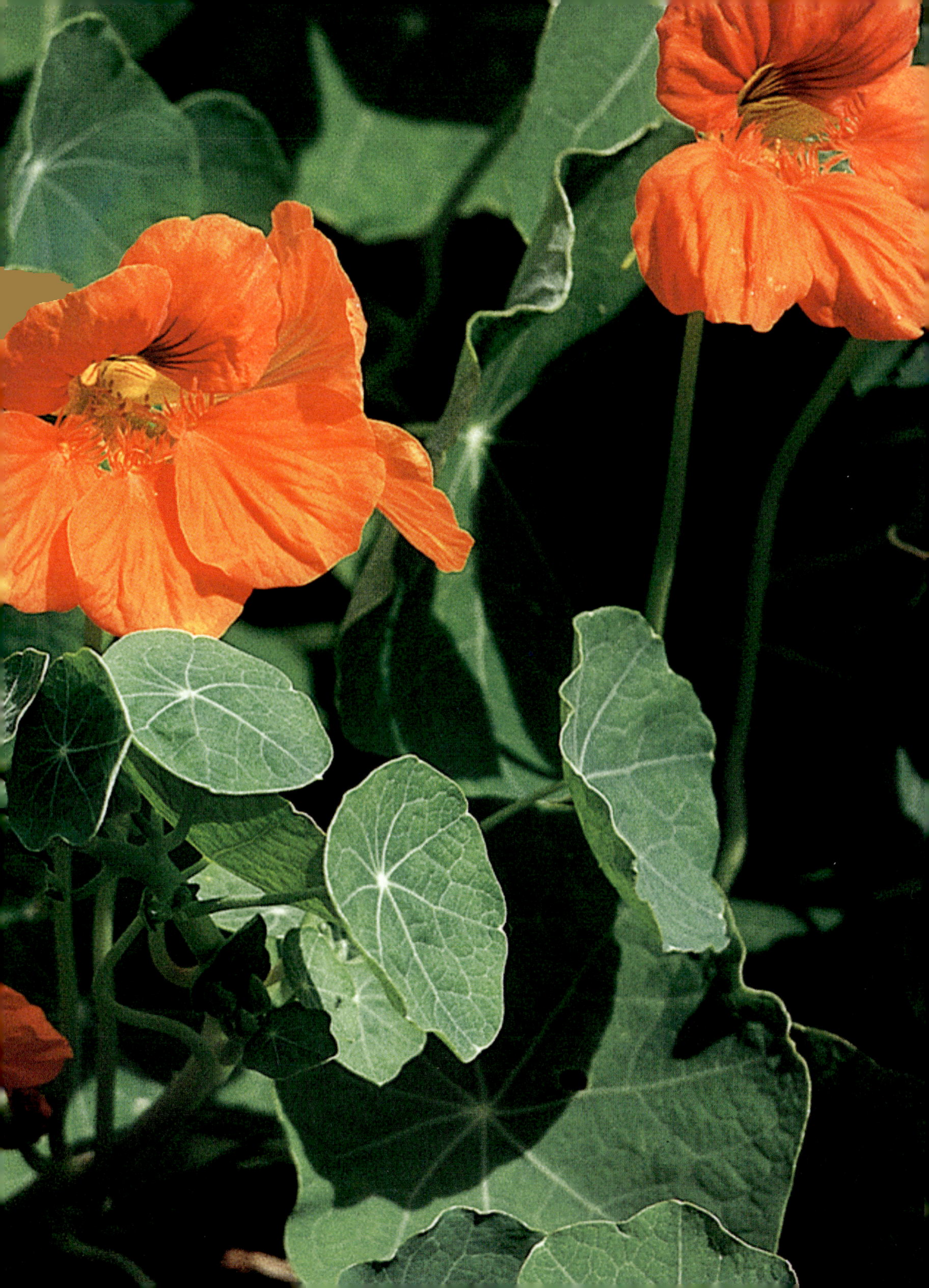

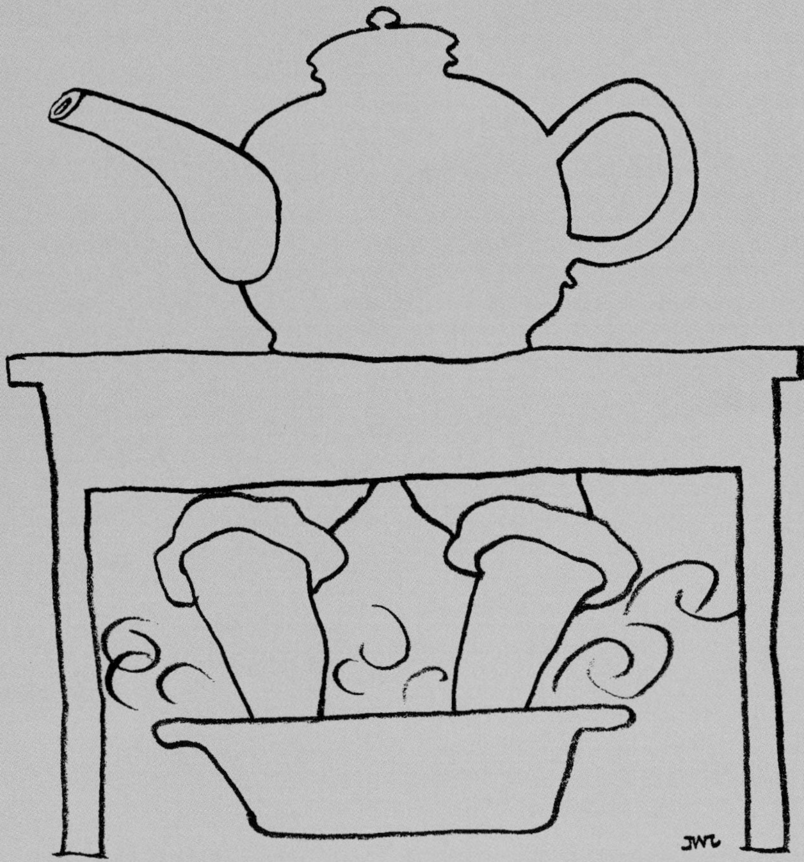

Blasenentzündung – Balance zwischen Wärme und Kälte

Symptome von Blasenentzündung und ihre Komplikationen

Eine Blasenentzündung kann sehr unangenehm sein. Beim Wasserlassen brennt und sticht es, wenn es arg kommt, wird es fast unmöglich, Urin abzusetzen. Man muss öfter auf die Toilette und die Nachtruhe wird dadurch gestört. In weniger schlimmen Fällen zieht es nur ein wenig im Unterbauch, der Urin riecht anders als gewohnt und erscheint eventuell trüb. Wenn die Entzündung zu den Nieren aufsteigt, treten Rückenschmerzen und oft hohes Fieber auf. Kommt es zu Schüttelfrost, so kann dies ein Zeichen dafür sein, dass Bakterien aus den Nieren ins Blut gelangen. Eine solche Blutvergiftung ist dann unmittelbar bedrohlich, schnelles ärztliches Handeln ist wie bei jeder Nierenerkrankung erforderlich. Glücklicherweise sind solche schweren Verläufe die Ausnahme.

Wenn Harnwegssymptome mit Fieber oder Schmerzen in der Nierengegend (dem Bereich des Rückens unmittelbar unterhalb des Brustkorbes) einhergehen, so sollte umgehend ein Arzt hinzu gezogen werden. Er kann durch eine Urinuntersuchung in allen Fällen, bei denen der Verdacht auf eine Entzündung der Harnwege besteht, rasch Klarheit schaffen. Durch genauere Untersuchungen lässt sich die Zahl und Art der Bakterien ermitteln – fast immer sind es Keime, die wir in unbeschreiblich großer Anzahl im Darm tragen. Dort schaden sie nicht nur nicht, wir brauchen sie sogar.

Erst wenn sie am falschen Ort aktiv werden, entsteht ein Problem. Ansteckung spielt dagegen so gut wie nie eine Rolle.

Was sind die Ursachen?

Woher kommt denn eine solche Verschiebung vom Darm in den Bereich der Harnwege, die eigentlich von steriler klarer Flüssigkeit erfüllt sein sollten? Ausnahmslos geht eine Schwächung des Organgebietes voran. Als Kind durfte ich ab und zu den Hausarzt unserer Familie auf seine Hausbesuchsrunde in die Dörfer begleiten. Oft stöhnte er dann im Frühjahr, wenn viele Mädchen nach der Erstkommunion an einer Blasenentzündung litten. Ihre kurzen Kleidchen boten in den noch winterkalten Kirchen viel zu wenig Schutz gegen die Kälte. Wirklich ist Auskühlung – vor allem an Füßen und Beinen! – die häufigste Ursache für eine Schwächung der Blasengegend. Das gesamte abgekühlte Blut aus den Beinen fließt in großen Venen durch das Becken und kann so auf die Blase wirken (diese Erklärung verdanke ich M. Zöllner). Aber auch andere Ursachenbereiche sind wichtig: Die Harnausscheidung ist eng mit unserem Seelenleben verbunden. Wohl jedem von uns ist schon aufgefallen, dass Aufregung die Harnproduktion vermehrt oder er hat erlebt, wie hinderlich es dafür ist, «sein Geschäft» zu verrichten, wenn man dafür nicht die nötige Ruhe hat. Seelische Gründe wie Aufregung, tiefer Schreck oder Kummer können Auslöser einer Entzündung sein. Frauen leiden viel häufiger an Harnwegsinfekten als Männer, wobei bei diesen im Alter infolge unvollständiger Blasenentleerung durch eine Prostatavergrößerung Entzündungen häufiger werden (siehe auch das Kapitel «Wenn Männer in die Jahre kommen» ab Seite 135). Bei älteren Frauen spielt neben einer Beckenbodenschwäche mit Senkungsbeschwerden als Folge von Geburten oft auch eine gesteigerte Empfindlichkeit der Scheidenschleimhaut nach dem Wechsel eine Rolle. Bei jungen Frauen ist es dagegen häufig die Zeit erster sexueller Aktivität, in welcher es zur Irritation der Region kommt. Vorbeugend hilfreich ist es, wenn nach dem Geschlechtsverkehr die Blase geleert wird, um in die Harnröhre gelangte Keime auszuspülen. Auch wenn es also vielfältige Ursachen gibt, die vor allem dann genau aufgeklärt und individuell behandelt werden müssen, wenn es zu wiederholten Beschwerden kommt, so gibt es doch ein paar wenige Behandlungsprinzipien, mit denen man sich selbst meist sehr gut helfen kann, wenn man gleich beim Auftreten der ersten Beschwerden beginnt. Vielleicht am wichtigsten ist die Wärme. Schon zur Vorbeugung gibt es kaum etwas Besseres als eine Wollstrumpfhose an kühlen Tagen.

Kälte, seelische Einflüsse, Schleimhautprobleme

Bei ganz leichten Beschwerden kann diese zusammen mit einem heißen Fußbad und warmen Wollsocken noch ausreichen, sonst ist ein Aufenthalt im, durch Wärmflaschen angewärmten, Bett das Richtige. Durch eine Krankenschwester habe ich die heilsame Wirkung einer Eucalyptusöl-Kompresse kennen gelernt. 2 bis 10 % des ätherischen Öls in Olivenöl (das ätherische Öl niemals pur anwenden!)

Eukalyptusöl-Kompressen

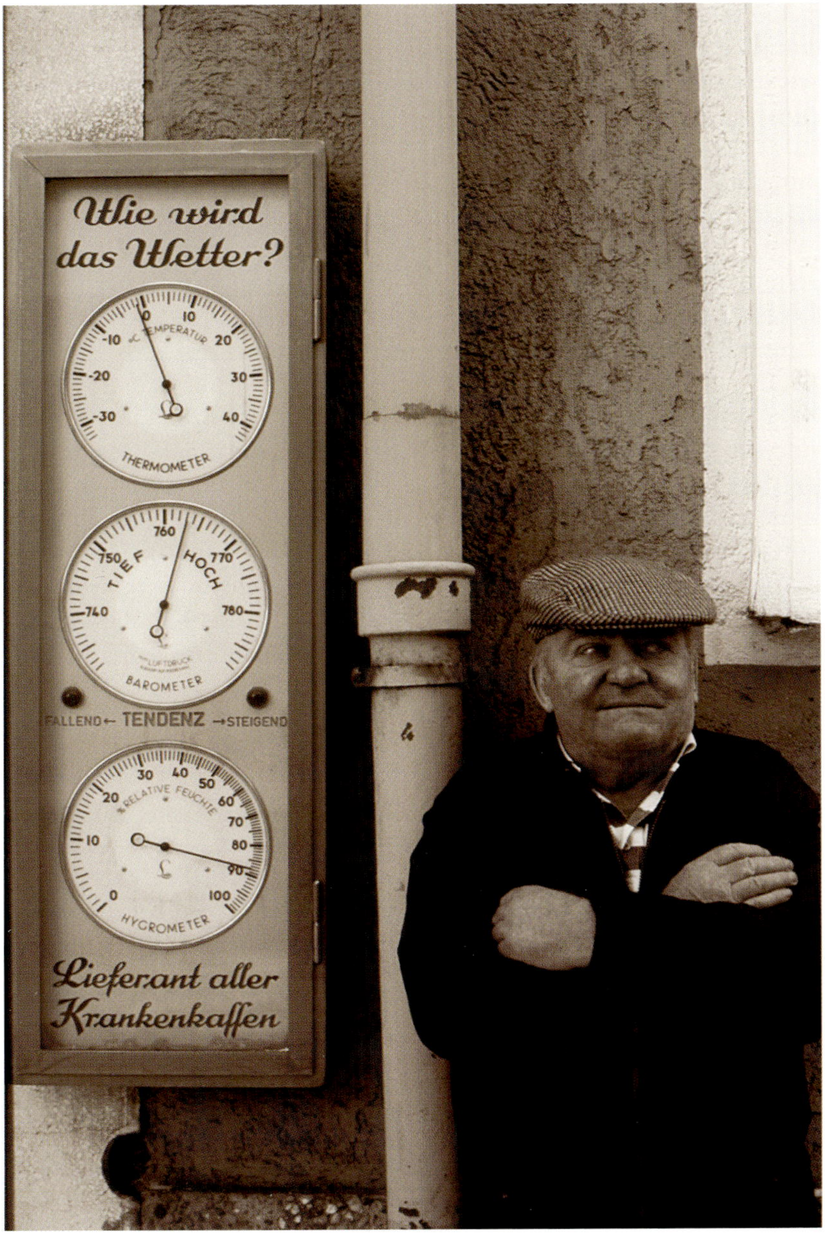
Wie wird das Wetter?
TEMPERATUR
THERMOMETER
TIEF
HOCH
BAROMETER
FALLEND ← TENDENZ → STEIGEND
RELATIVE FEUCHTE
HYGROMETER
Lieferant aller Krankenkassen

träufelt man dazu auf ein ca. 20 x 20 cm großes altes Baumwoll- oder Leintuch (ca. 50 Tropfen genügen). Damit keine Flecken entstehen, wickelt man das Tuch zunächst in Butterbrotpapier und legt es zum Anwärmen zwischen zwei heiße Wärmflaschen. Dann legt man das Öltuch auf die Blasengegend und bedeckt es zum Schutz von Kleidung und Bettzeug mit einem Moltontuch und evtl. etwas Wolle. Eine Unterhose kann das ganze Paket rutschsicher bedecken, während es über Nacht liegen bleibt. Darüber kann man noch eine schwach gefüllte Wärmflasche legen. Das Öl des Baumes, der selbst in heißen Gebieten wächst und seine Umgebung trockenlegen kann, übt eine sanft durchwärmende und entspannende Wirkung aus.

Kamillendampfbad

Eine andere Art der Wärmebehandlung ist etwas komplizierter. Zum Kamillendampfbad stellt man einen Topf in die Toilette und gibt eine Hand voll Kamillenblüten und heißes Wasser hinein. Wenn man sich auf die Toilette setzt und mit einer Decke umwickelt, so umspülen die warmen Kamillendämpfe den Unterleib (aufpassen, dass durch den heißen Dampf keine Verbrennung entsteht!). Nach dem Dampfbad sollte man mindestens eine halbe Stunde im vorgewärmten Bett ruhen. Auf Initiative von Schwestern wurde das Kamillendampfbad auf der Transplantationsstation einer großen Universitätsklinik

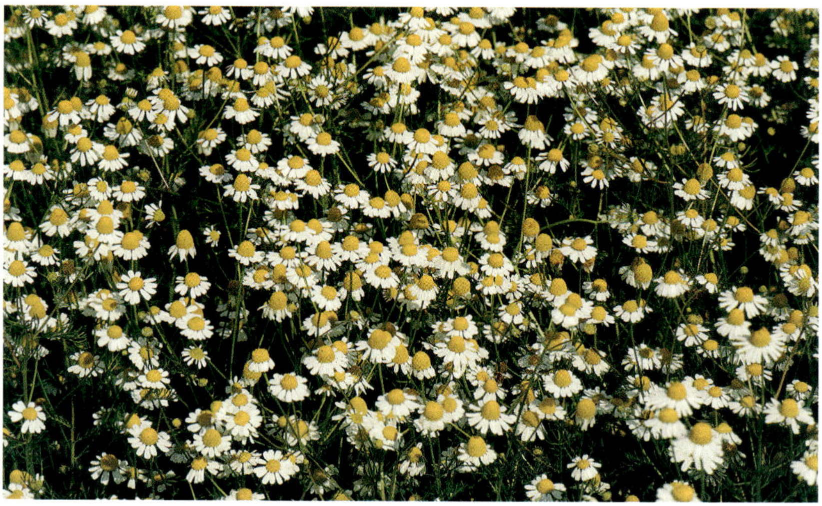

eingeführt[10]. Bis dahin hatten 56 % der nierentransplantierten Patienten Harnwegsinfekte, seit Anwendung des Kamillendampfbades waren es nur noch 12 %, entsprechend stark sank der Antibiotikabedarf. Es zeigte sich, wie fruchtbar eine offene Begegnung von hochentwickelter medizinischer Technik und professioneller anthroposophisch impulsierter Pflege sein kann.

Medikamente

Innerlich ist bei der Blasenentzündung oft Cantharis (Spanische Fliege) in potenzierter Form angezeigt, z.B. als Cantharis Blasenglobuli/Wala (bis zu stündlich 5 Globuli), welches noch die krampflösende Schafgarbe und ein Organpräparat der Harnblase enthält. Solche potenzierten Organpräparate der anthroposophischen Medizin lenken die Arzneiwirkung auf das entsprechende Organ und ermöglichen oft in Fällen, welche bisher nicht erfolgreich behandelt werden konnten, eine Heilung.

Tee

Die dritte Säule der Behandlung ist eine reichliche Zufuhr von Flüssigkeit in Form von warmem Tee, «um die Blase zu spülen». Man kann entweder einen fertigen Blasentee verwenden oder selbst eine Mischung zusammenstellen. Empfehlenswert ist wiederum die Schafgarbe, die ich mit Birkenblättern, Goldrutenkraut und evtl. mit Bärentraubenblättern mischen lasse. Letztere schmecken nicht gut, haben aber eine leicht desinfizierende Wirkung. Zur Geschmacksverbesserung kann man auch Pfefferminze hinzu geben. Zudem kann es nützlich sein, Vitamin C zu nehmen (bis zu 1 g am Tag), um den Urin auszusäuern, da viele Bakterien ein sogenanntes «saures Milieu» nicht vertragen. Allerdings verträgt sich diese Maßnahme nicht mit der Verwendung von Bärentraubenblättern, die vor allem bei alkalischem Urin gut wirken. Man kann aber gut morgens Vitamin C und abends Bärentraubenblättertee mit Zusatz von ¼ TL Natron nehmen.

Wenn die Beschwerden nicht schnell abklingen oder die oben genannten Warnzeichen hinzu treten, muss natürlich rasch professionelle Hilfe in Anspruch genommen werden. In den allermeisten Fällen kann man sich aber in der skizzierten Weise recht zuverlässig selbst helfen und ein baldiges erneutes Aufflackern der Beschwerden besser verhindern, als wenn bei jeder leichten Erscheinung gleich ein Antibiotikum gegeben würde.

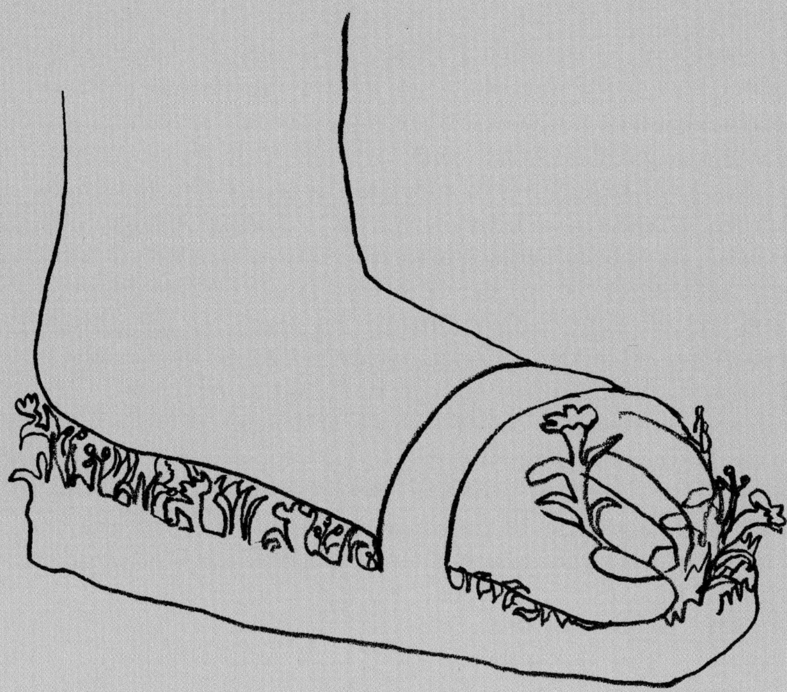

Unsere Füße – vergessen und geheimnisvoll

Krankheiten eignen sich zum Smalltalk so gut wie das Wetter. Dennoch hört man wenig von Plattfüßen, Hühneraugen, Dornwarzen oder Fußpilz, obwohl ein weher Fuß das Leben sehr beeinträchtigen und z.B. auf einer langen, einsamen Wanderung zu einer Katastrophe werden kann. Die «Fußkranken der Nation» genießen keinen guten Ruf. In islamischen und asiatischen Ländern gilt der Fuß als unrein und man sollte es peinlichst vermeiden, so zu sitzen, dass die Fußsohle auf einen anderen Menschen zeigt – er könnte sich dadurch tief beleidigt fühlen.

Gesunde Füße sind für den ganzen Menschen wichtig

Und doch stellte ein Wissenschaftler fest: «Das Menschlichste am Menschen ist der Fuß.» Sein kompliziertes Quer- und Längsgewölbe leitet wie dessen architektonische Nachbildungen (zumindest wenn wir keinen Plattfuß haben) die Schwere nach unten ab und ermöglicht uns die Aufrichtung. Wir könnten den Kopf nicht frei tragen und unsere Hände nicht aus der Last der Schwere befreien, in welche die Vorderextremitäten fast aller Tiere gebunden sind, wenn wir nicht auf dem Fundament unserer Füße stehen würden. Mit ihnen berühren wir die Erde, sie tragen uns aber auch nach vorne. Der «Fortschritt» und jeder «mutige Schritt in die Zukunft» trägt das Bild des Menschenfußes in sich.

Unsere Füße «erleben» meist nur einen engen Schuh

Die Jäger mancher afrikanischen Stämme laufen täglich bis zu 40 km. Sie prägen die Form ihrer Füße in den Sand, spüren, wo der Boden fester und kühler wird und es sich nach Wasser zu graben lohnt und müssen Dornen und Skorpionen ausweichen. Nur als wir Kinder waren, genossen auch unsere Füße vielfältige Erlebnisse. Sie tasteten über warme, raue Steine, wurden vom Gras gekitzelt, fühlten, wie der Matsch zwischen den Zehen hindurch drang und genossen es, über kühles, weiches Moos zu schreiten. Und heute? Heute sind unsere Füße in stabile Schuhe gebettet, Luftpolster und Gelkissen verhindern selbst dann eine tiefere Wahrnehmung des Bodens, wenn wir durch den Wald laufen. Meist drücken sie aber ohnehin nur das Pedal eines Autos oder stehen reglos unter einem Schreibtisch. Ob deshalb das «Restless-legs-Syndrom» häufiger wird, bei dem die Beine unruhig werden, wenn sie zu lange still gehalten werden, was z.B. das Schlafen empfindlich beeinträchtigen kann? Jedenfalls benützen und erleben wir die Füße immer seltener. Und was gibt es auch schon zu spüren auf dem Asphalt der Straße und den Betonplatten der Gehwege?

Warme Füße verhindern Pilzbefall und Warzen

«Anwesend» sind wir aber nur in den Gliedmaßen, die wir bewusst benutzen. Sie werden dann warm und wir nehmen sie wahr. Kurz nach dem Mauerfall erklärte mir ein Professor der Hautklinik in Halle, dass er fast immer bei Patienten, die unter Fußpilz oder Warzen an den Füßen leiden, merkt, dass sie ständig kalte Füße haben. Nur wo wir mit unserer Wärme sind, die von unserem Blut getragen wird, da sind wir wirklich anwesend. Wo wir abwesend sind, kann anderes auftreten – z.B. Pilze oder Warzenviren. Der Professor empfahl durchblutungsfördernde Medikamente, um das Leiden der Patienten dauerhaft zu überwinden. Seit ich seinen Gesichtspunkt berücksichtige, geht es meinen fußkranken Patienten besser. Immer noch muss ich öfter pilztötende Cremes oder speziellen Nagellack verordnen. Aber seit ich zusätzlich warme Fußbäder mit Zusatz von Salz und ätherischen Ölen empfehle, Einreibungen mit wärmender Kupfersalbe oder angenehmen Fußbalsame und -lotionen, seit sich also die Patienten mit ihren Füßen wirklich beschäftigen und diese angenehme Empfindungen hervorrufen, werden die Füße tatsächlich auf Dauer gesund. Vielleicht trägt die regelmäßige Zuwendung zu den vergessenen Füßen, wenn wir pilzbefallene Nägel regelmäßig feilen und lackieren, entscheidend zur Wirkung des pilzhemmenden Mittels bei. Natürlich kann man auch Medikamente schlucken, die im ganzen Organismus und bis in die Nägel hinein wirksam werden. Das ist einfach, man muss keine Zeit aufwenden und man braucht nichts zu ändern. Doch alles hat mehrere Seiten: Solche Mittel sind nicht harmlos, sie können manchmal schwere Schäden verursachen und es hat sogar (glücklicherweise selten) Todesfälle gegeben – am Fußpilz stirbt man dagegen nicht.

Mein brasilianischer Nachbar, der sommers wie winters barfuß geht, verhält sich aus unserer Sicht etwas merkwürdig, er dagegen

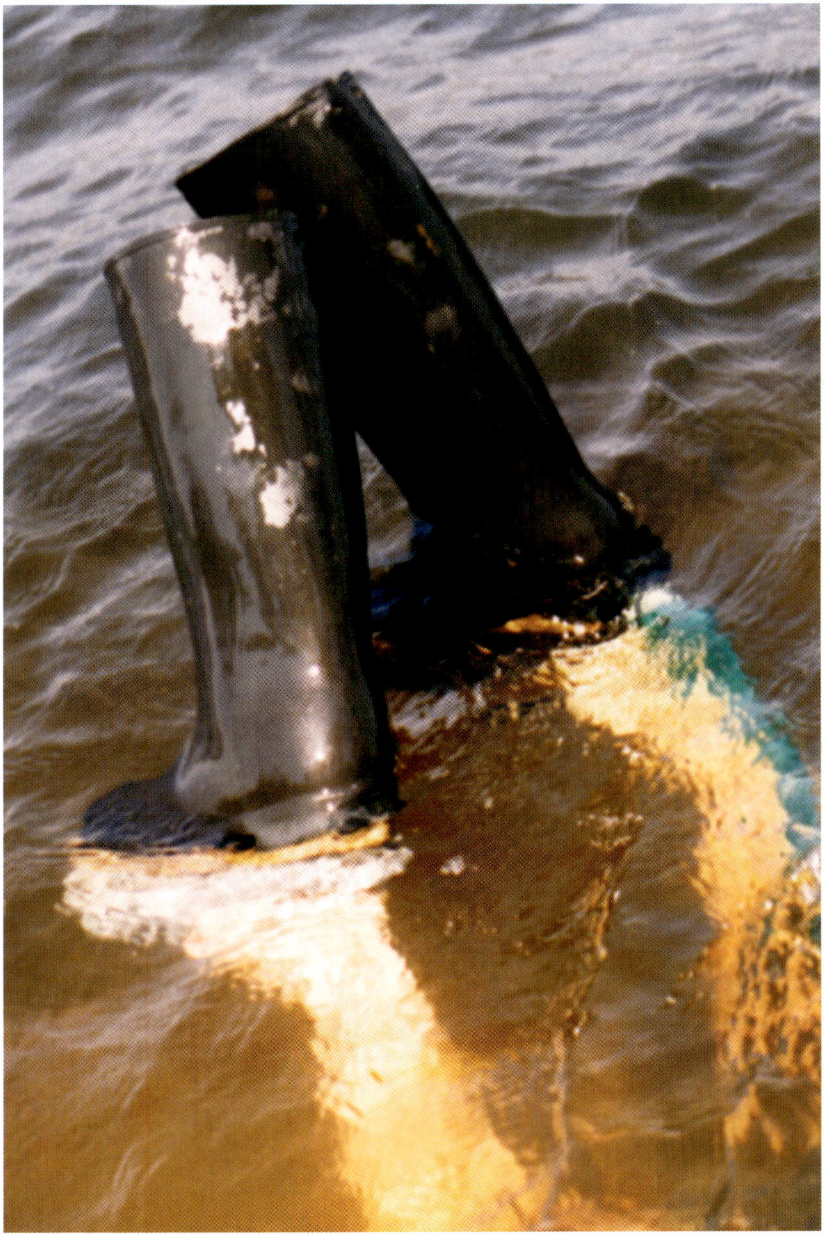

kann nicht verstehen, wie wir freiwillig unsere Füße in ein enges Korsett schnüren können, in dem wir die Erde nicht mehr spüren. Jedenfalls hat er so wenig Fußprobleme wie der blinde Schulkamerad eines meiner Freunde, der selbst über felsiges und rutschiges Gelände, in dem manch Sehender unsicher wird, ohne Schwierigkeiten wandert, weil er unabgelenkt jede Unebenheit und jeden wackligen Stein unter seinen Füßen spürt.

Eine ungewohnte Aktivität in den Füßen tut nicht nur diesen gut

Vielleicht probieren Sie es einmal aus: Selbst mit geöffneten Augen können wir das Zentrum unserer Aufmerksamkeit in die Füße lenken. Es ist spannend, was wir da plötzlich zu spüren anfangen. Oft werden die Füße schon dadurch warm. Erst recht gilt das, wenn wir versuchen, mit ihnen zu malen oder zu schreiben, wenn wir mit ihnen Eurythmie machen oder wenn wir tanzen. Es macht erstaunlich zufrieden, wenn der Schwerpunkt unseres Bewusstseins ein wenig tiefer rückt. Und auch manche Neigung zur Ängstlichkeit schwindet, wenn wir buchstäblich «Grund unter den Füßen» spüren.

Restless-legs-Syndrom

Das Restless-legs-Syndrom, die unruhigen Beine, können wie erwähnt den Schlaf beeinträchtigen. Oft werden hierbei Medikamente gegeben, die sonst beim Parkinson Syndrom verabreicht werden, manchmal liegt aber auch ein Eisenmangel vor, weshalb in diesen Fällen Eisenpräparate helfen. Verblüffenderweise helfen sehr oft aber auch Globuli, die aus Eichenrinde hergestellt werden (Calcium/Quercus Glob./Wala) und sonst gegen Allergien eingesetzt werden. Auch Patienten, die bisher auf chemische Medikamente angewiesen waren, erlebten oft, dass Ruhe in ihre Beine einkehrte, wenn sie abends 10 Globuli einnahmen, sodass auch das Schlafen wieder möglich wurde.

Eine Fußwaschung kann Sterbenden helfen

Dass es auf die Füße ankommt, wenn wir einen entscheidenden Schritt tun müssen, hat eine Freundin entdeckt, die Sterbende pflegt. Manchmal betreut sie Patienten, die unruhig wirken, vielleicht sogar gequält, weil der Prozess des Sich-Lösens nicht voran geht. Sie stellt dann eine Schüssel ans Fußende des Bettes, übergießt behutsam die Füße des Sterbenden mit warmem Wasser und nimmt sie in ihre warme Hand. Sie sagt: «Man kann mit kalten Füßen auch nicht einschlafen, die Seele hängt dann im Leib wie fest». Und immer wieder passiert es, dass der Sterbende tief durchatmet und leicht und sanft geht.

Als ich zum ersten Mal sah, wie zart und liebevoll diese Berührung des Fußes sein kann und welch tiefe Wirkung davon ausgeht, fühlte ich mich daran erinnert, wie in der Karwoche Maria Magdalena Christus die Füße salbte und er dies dankbar geschehen ließ, weil es eine Vorbereitung auf seinen Tod sei. Gleichzeitig aber stieg auch das Bild der Fußwaschung in mir auf, die Christus an seinen Jüngern vollzog. Petrus wollte nicht zulassen, dass sein Herr diesen niedrigen Dienst an ihm tut, erhielt aber zur Antwort: «Wenn ich dir nicht die Füße wasche, so hast du nicht teil an mir», worauf dieser eifrig darum bat, doch auch Hände und Kopf gewaschen zu bekommen, jedoch darauf verwiesen wurde, dass es ausreiche, die Füße zu waschen.

Die Füße sind ein geheimnisvoller Bereich unseres Leibes – wir sollten uns ihnen zuwenden.

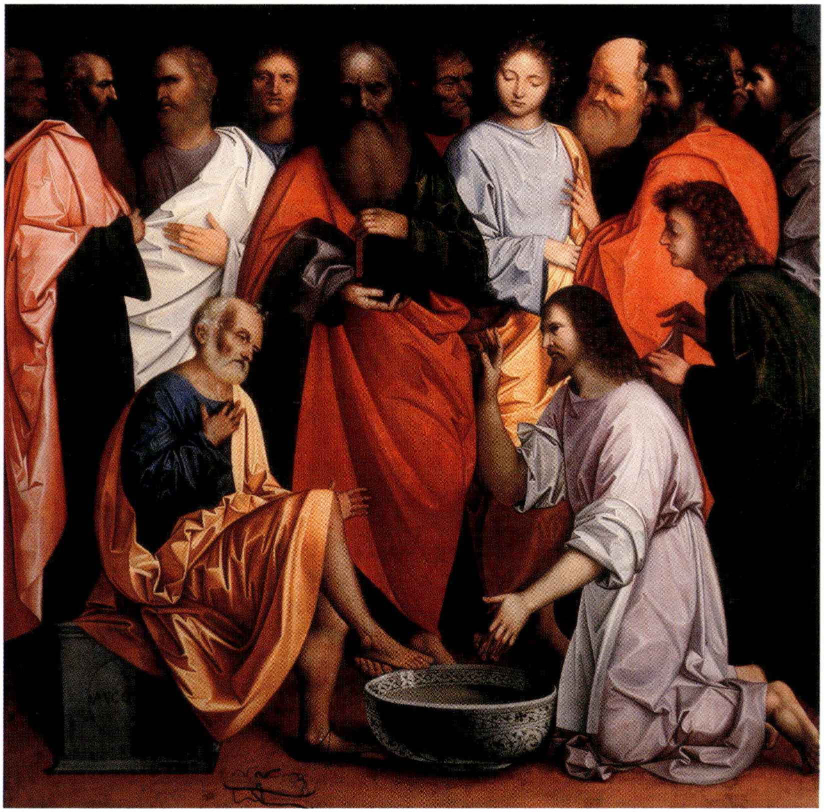

«Die Fußwaschung der Apostel», um 1500.

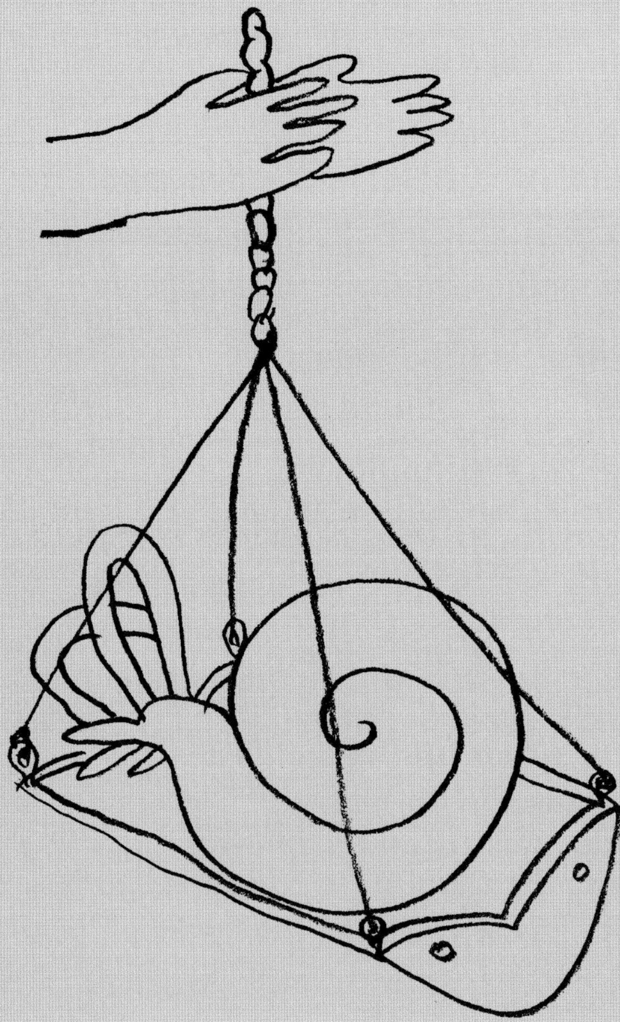

Die Welt in die Angeln heben – vom Umgang mit Schwindel

Als Kinder konnten wir Schwindel genießen

Erinnern Sie sich, dass Sie sich als Kind manchmal immer schneller um die eigene Achse gedreht haben und dann plötzlich stehen geblieben sind, um es zu genießen, wie die Welt sich noch eine Weile lang um Sie gedreht hat? Mit solchem Schwindel lässt sich sogar Geld verdienen. Jeder Jahrmarkt zeugt davon. Sogar das eigenartige Gefühl in der Magengrube an der Grenze zur Übelkeit kann man dort auf vielfältige Weise erzeugen lassen.

Ein Schwindelanfall reißt uns aus der festgefügten Welt

Wer dagegen unter einem Schwindelanfall leidet, spürt nichts von solcher Lustbarkeit. Für ihn ist der Schwindel eine Katastrophe. Es gibt nichts Festes mehr, woran er sich halten könnte, er kann nur mit Mühe aufrecht stehen, der Boden scheint ihm unter den Füßen weggezogen worden zu sein. Normalerweise ermöglicht uns die Wahrnehmung einer fest stehenden Welt, uns in dieser sicher bewegen zu können. Fällt diese Sicherheit weg, gerät unser Bezug zum Raum ins Wanken, so tritt fast immer enorme Angst auf. Wir haben das Gefühl, uns zu verlieren. Und doch ist alles nur Schwindel. Ein Beobachter merkt, dass nicht die Welt schwankt, sondern der Schwindelnde.

Kreislaufprobleme

Schwindel kann sich verschieden anfühlen. Viele kennen das kurze Benommenheitsgefühl beim schnellen Aufstehen, das sich bis zum «Schwarzwerden vor Augen» steigern kann. Es tritt auf, wenn unser Kreislauf sich nicht sofort an die durch den Lagewechsel geänderten Durchblutungsbedürfnisse anpassen kann.

Es kommt kurze Zeit zu einer Minderdurchblutung im Gehirn. Wenn man versucht, vor dem Aufstehen ganz wach zu sein und die Wadenmuskulatur anspannt, so lässt sich das Schwindelgefühl meist vermeiden. In hartnäckigen Fällen kann abwechselnd warmes und kaltes Duschen den Kreislauf trainieren oder ein Medikament hilfreich sein (z. B.Cardiodoron/Weleda, Skorodit Kreislauf Globuli/Wala).

Eigentlicher Schwindel kann zum Gefühl führen, der Boden schwanke. Das kann z.B. der Fall sein, wenn man zu viel Alkohol getrunken hat. Auch andere Vergiftungen oder eine allmähliche Nervenschädigung durch Zuckerkrankheit kann diesem Schwindeltyp zugrunde liegen, der sich meistens allmählich entwickelt.

Schwindel als Zeichen schwerer Krankheit

Wie ein Schlag, der einen aus der gewohnten Welt wirft, wird dagegen eine Drehschwindelattacke erlebt, obwohl das eigentliche Erlebnis sich nicht von dem unterscheidet, welches das spielende Kind hat. Wenn sich die Welt unvorhergesehen zu drehen beginnt und Übelkeit auftritt, fürchten die meisten Menschen, sie hätten einen Schlaganfall, einen Hirntumor oder eine Multiple Sklerose. Glücklicherweise ist das nur selten der Fall, dennoch ist es richtig, rasch einen Arzt hinzu zu ziehen. Oft kann der Hausarzt herausfinden, woher der Schwindel kommt. Wenn gleichzeitig eine Hörminderung besteht, so kann ein HNO-Arzt helfen. Der eigentliche «Facharzt für Schwindelerkrankungen» ist aber der Neurologe. Er ist vor allem zur Klärung schwerwiegender Schwindelursachen in der Lage, die zu vermuten sind, wenn zusätzliche Symptome wie Schwierigkeiten beim Sprechen oder Lähmungen bestehen. In den meisten Fällen wird die Untersuchung aber einen «gutartigen, anfallsweisen Lageschwindel» ermitteln. Bei ihm lockern sich kleine Kristalle im Gleichgewichtsorgan, dem Labyrinth, unseres schneckenförmigen Innenohres, das auf der Zeichnung zu Beginn des Kapitels dargestellt ist. Normalerweise sitzen diese Steinchen fest und dienen der Schwerewahrnehmung. Durch sie wissen wir immer, wo unten ist und bauen auf dieser Kenntnis ein sicheres Raumgefühl auf. Jetzt aber kullern die Kristalle bei jeder Kopfdrehung und Lagewechsel im Gleichgewichtsorgan herum und schaffen so die Illusion einer instabilen Welt.

Harmloser Lageschwindel

Charakteristischerweise endet dieser Schwindel einige Sekunden nach Bewegungsende. Schnell merkt der Patient, dass jede Bewegung sein Leiden hervorrufen kann, und der Arzt, der gebeten wurde, alles stehen und liegen zu lassen, um zum Notfall zu eilen, findet einen Patienten vor, der starr, ängstlich und bewegungslos dasitzt.

Übungen helfen zuverlässig

Wenn die Diagnose gestellt ist, beginnt eine paradox anmutende Therapie: Der Patient muss den Kopf durch systematische Übungen immer wieder in die Lage bringen, in der sein Leiden am heftigsten auftritt, z. B. indem er sich sitzend möglichst rasch auf die Seite oder nach hinten fallen lässt (siehe Zeichnung unten). Der Schwindel vergeht dabei schließlich praktisch immer – in glücklichen Fällen nach wenigen Übungen, in schlechten erst nach Wochen. Vielleicht klemmt sich das Kriställchen irgendwo fest, vielleicht findet auch eine innere Anpassung an die neuen Verhältnisse statt. So genau wissen wir das nicht.

Bemerkenswert ist, dass aber auch Schwindelzustände anderer Ursache durch die gleiche Behandlung vergehen. Selbst wenn ein Schlaganfall oder eine Entzündung im Kleinhirn hinter dem Schwindel steckt, hilft es, wenn wir selbst durch unsere Bewegungen den Schwindel bewusst (z.B. im Rahmen von Krankengymnastik) auf uns nehmen. Das gilt auch bei der zweithäufigsten Schwindelursache, bei Ängsten oder einer Lebenssituation, in der wir im übertragenen Sinn «den Boden unter den Füßen verloren» haben. Ängste können verschwinden, wenn man sich ihnen aussetzt, durch sie hindurch geht. Es kann aber auch nötig sein, mit guter Begleitung nach den eigentlichen seelischen Ursachen zu forschen, um sie dann angehen zu können.

Seelische Schwindelursachen

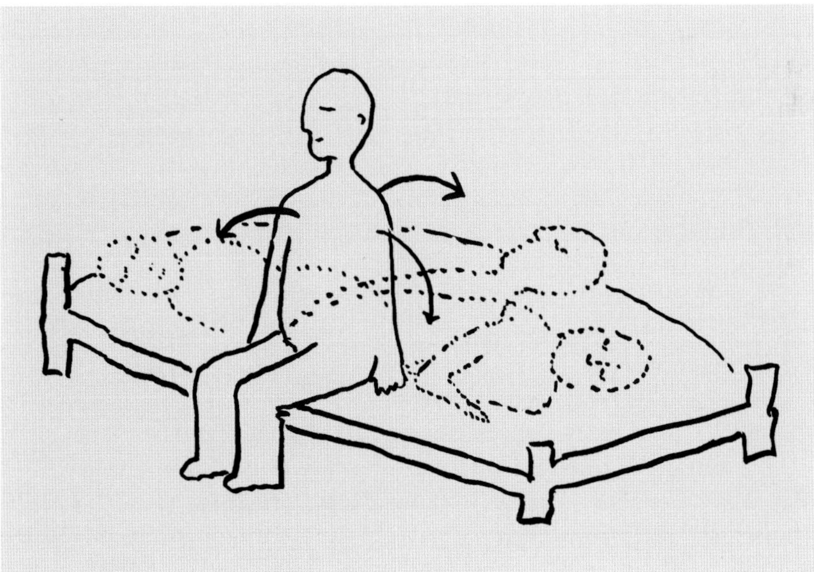

Durch abwechselndes Legen des Körpers auf die Seite und nach hinten wird der gutartige Lageschwindel ausgelöst – aber auch geheilt.

Im eigenen Zentrum den festen Punkt finden

Letztlich ist für die Behandlung des Schwindels das sich drehende Kind unser Vorbild. Wenn wir die Krankheit, das Schwanken der Welt als selbstgemacht erfahren, nimmt das uns die Angst. Wenn uns der Schwindel dagegen wie ein böser Dämon erscheint, der uns überfällt, verängstigt er – je mehr wir ihn zu vermeiden versuchen, desto länger quält er uns. Archimedes sagte: «Gib mir einen festen Punkt im All und ich hebe die Welt aus den Angeln!». Wenn wir den festen Punkt in der Außenwelt verloren haben, können wir ihn in unserem Inneren finden. Unser Entschluss, durch eine Erfahrung des Unangenehmen zu gehen, es sogar selbst zu erzeugen, letztlich unser innerster Kern, der den Entschluss fasst, unser Ich, ist der eigentlich feste Punkt. Durch ihn können wir die aus den Fugen geratene Welt sogar wieder «in die Angeln heben».

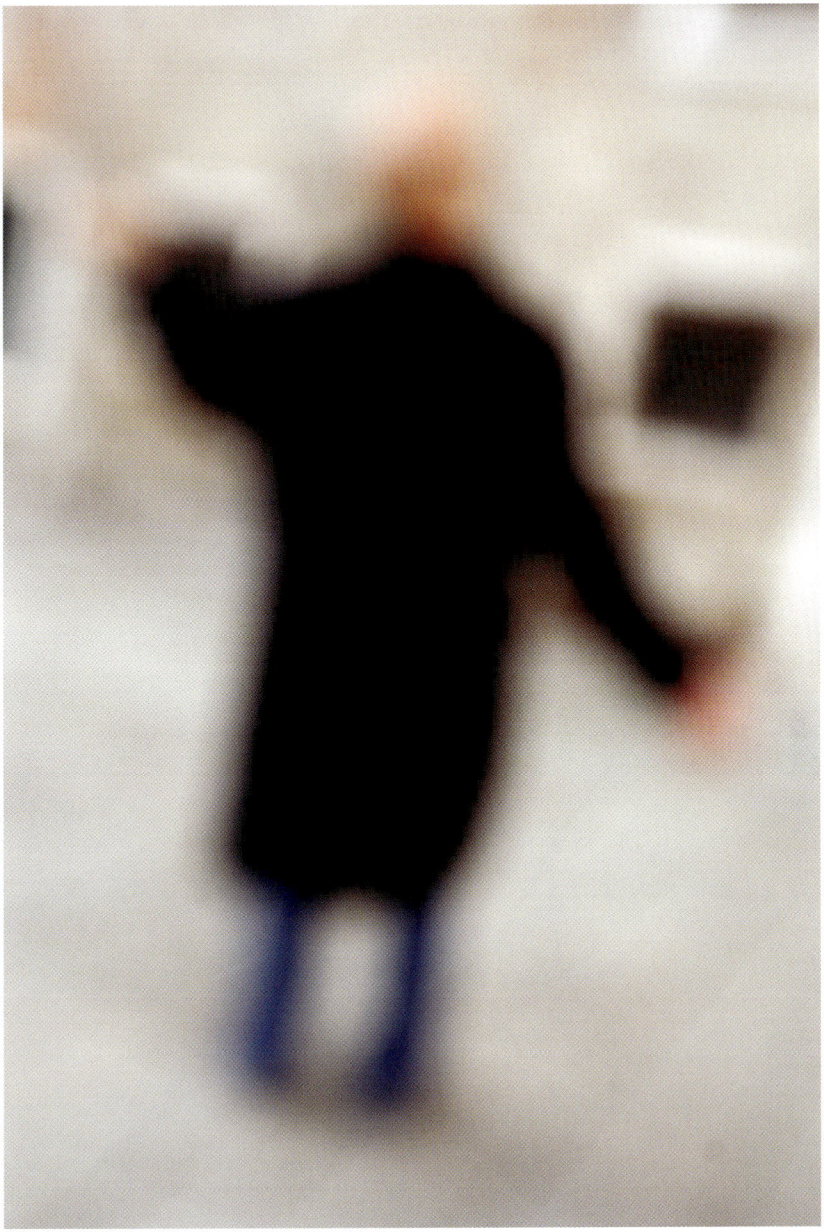

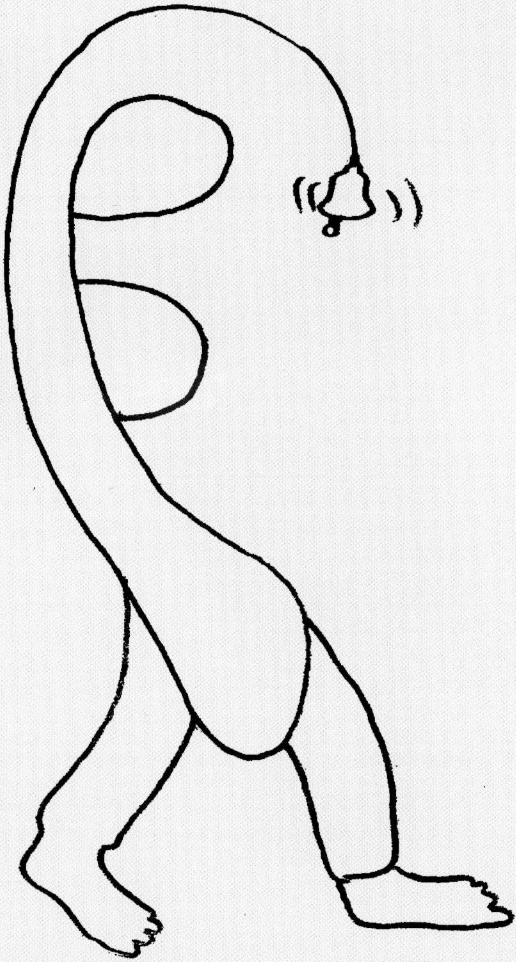

Wenn das Ohr sich selbst wahrnimmt – Tinnitus und seine Behandlung

Wenn wir älter werden, beginnen die Sinnesorgane sich selbst wahrzunehmen

Unsere Sinnesorgane sollen die Welt wahrnehmen, sie selbst aber sollten schweigen. Wenn wir älter werden, bemerken wir irgendwann, dass wir kleine «Mücken» oder Fäden sehen, die in der Außenwelt gar nicht vorhanden sind und die uns nicht mehr verlassen, weil sie im Auge selbst durch Veränderungen des Glaskörpers entstanden sind. Meistens lernen wir sie zu übersehen, und sie stören uns dann nicht mehr – vor allem, nachdem wir erfahren haben, dass sie harmlos sind und zum Älterwerden gehören.

Auch das Ohr kann durch Eigenwahrnehmungen beunruhigen, wenn es Geräusche erleben lässt, von denen andere sagen, dass es sie nicht gibt. Trotzdem findet man manchmal einen klaren Urheber:

Objektiver Tinnitus

Den schwersten Fall eines Ohrgeräusches, eines «Tinnitus», erlebte ich bei einem Grundschulkind, das vor Angst und Schmerz schreiend in meine Praxis gebracht wurde. Immer wieder hörte das Mädchen ein unerträglich lautes Zirpen, das von einem lauten Knall im rechten Ohr gefolgt wurde. Verblüfft sah ich im Gehörgang ein rot und blau schillerndes Tierchen, das ein Zoologieprofessor später als Rhododendronzikade bestimmte, die ursprünglich aus China kommt. Dieses Tier kann nicht rückwärts kriechen, und so suchte es vergeblich durch wiederholte Sprünge nach vorn zu entfliehen, wobei es immer wieder an das Trommelfell stieß. Ein anderer Patient empfand ein so unerträgliches, Schlaf, Arbeit und jedes Gespräch beeinträchtigendes, zischend pulsierendes Geräusch in seinem Kopf, dass er schließlich ernsthafte Selbstmordgedanken entwickelte. Wenn man seinen Kopf – so wie sonst das Herz oder die Lunge – abhorchte, konnte man ebenfalls das Zischen vernehmen. Es hatte sich eine krankhafte Gefäßverbindung gebildet, durch die nun rauschend das Blut zischte. Eine Operation konnte den Patienten von dem Geräusch befreien. Niemals sollte sich also ein Patient mit der Aussage zufrieden geben, bei

Ohrensausen könne man ohnehin nichts tun. Immer sollte man sich Zeit dafür nehmen, die Beschwerden genau zu besprechen und eine gründliche Untersuchung durchzuführen. Sehr oft wird man dabei allerdings einen Tinnitus feststellen, den nur der Patient hört.

Tinnitus unterscheidet sich von allen anderen Hörwahrnehmungen

Die meisten erleben – zumindest anfangs – ein solch dauerndes, sich nicht veränderndes Geräusch als beunruhigend und belastend. Sonst können wir durch Kopfwenden oder Bewegung im Raum die Wahrnehmung des Geräusches durch eigene Aktivität verändern, seine Quelle dadurch orten und sie dann abstellen oder doch einen ruhigen Ort aufsuchen. All das geht nicht, wenn das Geräusch aus uns selbst kommt. Dem Tinnitus haftet etwas Unwirkliches an, er verhält sich anders als jedes gewohnte Geräusch. Wir erleben ihn als etwas Fremdes, das in unseren eigensten Bereich, in unseren Leib eingedrungen ist und von uns weder beherrscht noch verändert werden kann. Das erklärt, dass auch ein leiser Tinnitus viel mehr belästigen kann als ein lautes Geräusch der Außenwelt. Fast die Hälfte der Menschen erlebt einmal einen Tinnitus, aber nur bei etwa jedem Zwölften hält er länger an. Auch wenn jeder seinen Tinnitus nur selbst wahrnehmen kann, allein ist er nicht damit. Erstaunlich viele Menschen hören etwas, was «nicht da ist». Die meisten gewöhnen sich daran wie an die «Mücken» im Auge, manche Menschen leiden aber schwer an ihrem Ohrgeräusch – es beschäftigt sie ständig, stört unablässig, beeinträchtigt den Schlaf und droht, sie depressiv werden zu lassen.

Ursachen von Ohrgeräuschen

Schon Jahrtausende alte babylonische Medizintexte handeln vom Tinnitus (der mit Zaubersprüchen und Medikamenten bekämpft wurde), und für Martin Luther war klar, dass sein Ohrensausen ein Anschlag des Teufels gegen ihn sein müsse. Woher glauben wir heute, dass der Tinnitus kommt? Am häufigsten ist er Folge einer Lärmbelastung des Ohres, entweder durch einen lauten Knall oder durch anhaltenden Lärm bei der Arbeit oder z.B. der Diskothek. Dass es so laut sein kann, dass uns «die Ohren klingen», ist ja sprichwörtlich. Auch jede (z.B. Alters-)Schwerhörigkeit kann zu Ohrgeräuschen führen, ebenso ein Hörsturz, der meist mit Stressbelastungen zusammenfällt. Wenn auch Schwindelanfälle auftreten, könnte ein «Morbus Menière» vorliegen. Man nimmt an, dass in diesen Fällen letztlich ein Ungleichgewicht der Hörzellen im Innenohr zum Ohrgeräusch führt, wobei einzelne veränderte Sinneszellen oder Nerven, deren «Isolierschicht» schadhaft geworden ist, auch ohne Schalleinwirkung Nervenerregungen hervorrufen und zum Gehirn leiten. Nur sehr selten ist ein Pfeifen im Ohr ein Zeichen für einen gutartigen Tumor des Gehörnerven, trotzdem sollte eine fachkundige Untersuchung nicht versäumt werden. Immer wieder liegt auch ein Problem der Halswirbelsäule (dann ist der Tinnitus oft von der Kopfhaltung abhängig), des Kiefergelenks oder der Zähne vor (dann sind die Empfindungen oft knackend).

Besonders merkwürdig ist die Tatsache, dass der Tinnitus mit der Blase zusammenhängen kann. Rudolf Steiner hatte einmal darauf hingewiesen, dass die Kräfte, die mit Empfindungen und Eigenwahrnehmung zusammenhängen, bei Patienten mit Tinnitus oft nicht richtig im Blasengebiet wirken. Ich mache daher bei Tinnituspatienten in der Regel eine Urinuntersuchung und beobachte häufig, dass eine Entzündung vorliegt, von der sie gar nichts merkten. Es ist, als wären die Empfindungen in den Kopf gerutscht, wo sie zu krankhaften Eigenwahrnehmungen führen, während die gesunde Wahrnehmung (nämlich, dass Fremdes in der Blase lebt) nicht stattfindet. Oft hat dann eine Behandlung der Blasenentzündung und eine erneute Verankerung der Wahrnehmung im «unteren Menschen» (z. B. durch Wärmeanwendung und Heileurythmie) den Tinnitus verschwinden lassen.

Behandlung des akuten Tinnitus

Bei akut auftretenden Ohrgeräuschen nimmt man meist an, dass Durchblutungsstörungen im Innenohr eine Rolle spielen, obwohl dies noch niemand klar nachgewiesen hat. Sehr oft fällt der Beginn mit Zeiten besonderer Stressbelastung zusammen.

Wenn der Tinnitus noch nicht lange besteht, lässt er sich meist gut wieder zum Verschwinden bringen. Üblicherweise werden oft Infusionen mit chemisch veränderter Stärke zur Durchblutungsförderung oder auch Cortison gegeben, um angenommene Schwellungen im Innenohr zu beseitigen. Die Wirksamkeit dieser Maßnahme ist allerdings nicht eindeutig gesichert, weshalb es in verschiedenen Ländern ganz unterschiedliche offizielle Behandlungsempfehlungen gibt. Es werden daher auch andere Wege gegangen: In der anthroposophischen Medizin gibt man oft Infusionen, denen potenziertes Kupfer zugesetzt wird, welches Gefäßkrämpfe löst, ein anthroposophisches Organpräparat des Innenohres, das entzündliche und allergische Reizungen bekämpfen soll, und eine Zubereitung aus Schachtelhalm,

Rosskastanie und Torfmoos (Solum Injekt), die alle eine Beziehung zu stockenden Flüssigkeitsprozessen haben und dadurch die Durchblutungsverhältnisse bessern können.[11] Manchmal kommen noch individuelle Mittel hinzu. Es ist oft verblüffend, dass bereits während einer Infusion die Beschwerden zurückgehen oder verschwinden können. Besonders dankbar war ich, als dies unlängst bei einem Dirigenten der Fall war, der schon mehrere Wochen an Tinnitus litt und schon einige konventionelle Behandlungen erhalten hatte. Wie alle an Tinnitus leidenden Berufsgenossen war er besonders beeinträchtigt. Erlösend war es, als das Ohr den Klängen der Welt kein Eigengeräusch mehr beimischte.

Wenn der Tinnitus nicht weichen will

Erweiterung der Ursachenklärung

Es wurde angedeutet, wie man einen akuten Tinnitus erfolgreich behandeln kann. Als «akut» gilt ein Ohrgeräusch, wenn es weniger als 3 Monate besteht. Spätestens wenn die Anfangsbehandlungen nicht zum Erfolg geführt haben, muss die Ursachenklärung sehr sorgsam betrieben werden, die zu neuen ursächlichen Behandlungsansätzen führen kann. Sollten sich Hinweise auf eine Beteiligung der Halswirbelsäule ergeben, dann hilft oft eine Manualtherapie oder die besonders sanfte Craniosakraltherapie. Im Gegensatz zu heftigeren chirotherapeutischen Eingriffen, besteht bei ihr kaum die Gefahr der Verletzung von Blutgefäßen, die in der Halswirbelsäule verlaufen. Oft hat diese Behandlungsform eine sehr entspannende Wirkung und lindert zumindest das Geräusch. Kieferorthopädische Maßnahmen können sinnvoll sein, wenn eine Erkrankung des Kiefergelenkes oder Zahnfehlstellungen diagnostiziert wurden. Manchmal spielt auch eine Allergie eine Rolle. Durch sie können Schleimhautschwellungen auftreten, welche die Belüftung des Ohres beeinträchtigen, vielleicht können durch sie aber auch Schwellungen im Innenohr bewirkt werden. Wenn eine Veränderung des Tinnitus nach dem Genuss bestimmter Speisen oder in speziellen Situationen auftritt, sollte man das mit seinem Arzt besprechen. Ab und zu kann wohl auch eine Überempfindlichkeit gegen Quecksilber, das von Zahnfüllungen aus Amalgam freigesetzt wird, eine Rolle spielen. Immer lohnt es sich auch, über die

Lebenssituation nachzudenken und zu sehen, ob ein Gleichgewicht von Anspannung und Muße besteht.

Problem der Wahrnehmungsverarbeitung

Wenn ein Ohrgeräusch mehr als ein Jahr dauert, spricht man von «chronischem Tinnitus». Es ist dann leider unwahrscheinlich, dass das Geräusch verschwindet (obwohl ich auch das erlebt habe); man kann aber viel dafür tun, dass es einen nicht so sehr belastet. Hier ist wohl auch nicht mehr allein das Innenohr für die Beschwerden verantwortlich. Wie der Phantomschmerz nach einer Amputation Beschwerden in einer nicht mehr vorhandenen Gliedmaße verursacht, kann ein Tinnitus sogar dann bestehen, wenn gar kein funktionsfähiges Innenohr mehr vorhanden ist. Dies zeigt, dass in der Verarbeitung der Wahrnehmung krankhafte Veränderungen stattgefunden haben müssen. Da wir selbst uns aber mit unseren Wahrnehmungen auseinander setzen, bedeutet dies demnach auch, dass wir selbst Einfluss auf diese Fehlwahrnehmung haben müssten.

Bei Gesunden finden im Hörnerv auch ohne äußere Töne ständig Erregungen statt – dennoch erleben wir Stille. Es ist eigentlich verblüffend, dass wir normalerweise Körpergeräusche wie unseren Blutstrom, die Atmung oder Verdauungsgeräusche nicht wahrnehmen. Wahrscheinlich hat dies damit zu tun, dass wir immer nur einen ganz kleinen Teil der Sinneserregungen in unser Bewusstsein lassen, so wie wir den gleichmäßigen Verkehrslärm nicht mehr erleben oder beispielsweise ich selbst die nahe an meiner Wohnung vorbei brausenden Züge nur dann wahrnehme, wenn mich ein Gast darauf aufmerksam macht. Wenn wir jedoch darauf achten, kann selbst ein leises Geräusch unsere Aufmerksamkeit ausfüllen. Je mehr wir auf einen Tinnitus hinhören, desto unerträglicher scheint er uns. So lange wir beschäftigt sind, wird uns nur selten eine Hautempfindung stören, wenn wir aber unser Bewusstsein auf eine kleine juckende Stelle konzentrieren oder auf den Druck unserer Kleidung, dann wird diese Empfindung scheinbar immer stärker. Genauso kann es mit dem Tinnitus gehen. So hat ein Patient einmal festgestellt, dass er während seines Unterrichtes als Professor nie ein Ohrgeräusch hat, auch wenn es ihn abends und vor allem während der vorlesungsfreien Zeit geradezu foltert. Er erlebt sich dann hilflos dem Geräusch ausgeliefert, an dem er glaubt, nichts ändern zu können, und das immer mehr anzuschwellen scheint, je mehr er darauf aufmerksam ist.

Nur wenige Wahrnehmungen dürfen in unser Bewusstsein dringen

Den Tinnitus überdecken

Hieraus ergeben sich Behandlungsansätze, die auch dann helfen, wenn das Geräusch sich nicht endgültig beseitigen lässt. Besonders quälend wird meistens die scheinbare Unausweichlichkeit und Unbeeinflussbarkeit des Geräusches erlebt. Oft gelingt es aber schon durch mäßige Umgebungsgeräusche wie Musik, das Geräusch eines Ventilators oder eines Zimmerspringbrunnens, den Tinnitus weitgehend zu überdecken.

Ein Geräusch in der Außenwelt wird aber als viel weniger belästigend erlebt, als ein solches, das aus dem Inneren kommt. Gleichzeitig wird einem dadurch das «Weghören» erleichtert, das bei jedem Tinnitus unbedingt zu empfehlen ist. Schon vor über 200 Jahren hat der französische Ohrenarzt Itard auf dieser Grundlage eine wirksame Tinnitusbehandlung aufgebaut – er versuchte auch dem in der Wildnis aufgewachsen «Jungen von Aveyron» das Sprechen beizubringen, worüber es ein Bilderbuch und einen Roman gibt. Er empfahl einer Tinnituspatientin, mit der Kutsche über holprige Straßen zu fahren, viel Musik zu hören und schließlich sogar in einen lauten Stadtteil zu ziehen. Sie nahm den Rat ernst und einige Monate später erfuhr Dr. Itard, dass sie völlig geheilt war. Sie hatte eine Mühle bezogen und unter dem Umgebungsgeräusch, das den Tinnitus überdeckte, ist das ursprüngliche Eigengeräusch schließlich vergangen.[12]

Die Aufmerksamkeit der Seele führen

Jede Aktivität, welche die Aufmerksamkeit aus einem heraus lockt, kann bei der Überwindung Tinnitus bedingter Einschränkungen helfen. Der Professor, der sich Mühe gab, seinen Studenten etwas beizubringen, ist dafür ein Beispiel. Jede begeisternde Tätigkeit kann das Bewusstsein von der kranken Stelle im Leib weg in die Welt locken und damit den Tinnitus bessern.

In den letzten Jahren hat sich eine «Retraining» genannte Behandlung als oft hilfreich erwiesen, bei der ein «künstlicher Tinnitus» erzeugt wird, in dem durch eine Art Hörgerät ein Rauschen auf das Ohr wirkt, welches dem eigenen Ohrgeräusch ähnelt. Dem Behandelten ist klar, dass er diesem Geräusch nicht ausgeliefert ist, er schaltet den Apparat ein und nach einigen Stunden auch wieder ab. Er kann es selbst steuern, muss sich nicht ausgeliefert fühlen, ist selbst Herr des Geräusches. Oft erhalten die Patienten zusätzlich Entspannungs-, Kunst- und Psychotherapie, die dazu beitragen sollen, sich vom Ohrgeräusch zu lösen. Besonders wirksam können auch verschiedene Ansätze der

Musiktherapie sein sowie Übungen aus der Heileurythmie. Erstaunlicherweise wird der Tinnitus bei vielen Patienten im Verlauf von Monaten viel besser oder verschwindet manchmal sogar (auch wenn das Rauschen endgültig abgeschaltet wird). Vielleicht finden dabei ähnliche Vorgänge statt wie beim «Verlernen» der Wahrnehmung vorbeifahrender Autos und Züge oder beim «Übersehen» der Mücken im Auge. Man kann aber auch ohne Apparate auskommen. Schon 1924 hat Rudolf Steiner gegen Ohrensausen empfohlen, das Erlebnis, dem Geräusch ausgeliefert zu sein, dadurch zu überwinden, dass man sich mit aller Kraft vorstellen soll, das Geräusch selbst zu erzeugen. Im Verlauf der Zeit würde dann das Ohrgeräusch besser werden und schließlich verschwinden. Vom Ansatz ist dieses Vorgehen dem «Retraining» durchaus verwandt, es erfordert aber viel Willenskraft, stärkt diese aber auch.

Insgesamt zeigt sich: Es kommt darauf an, den Tinnitus und seine möglichen Ursachen genau zu klären, man kann dann oft herausfinden, woher das Geräusch kommt und Ängste überwinden. In akuten Stadien kann der Arzt helfend eingreifen. Der anhaltende Tinnitus, der das Leben einschränkt, kann aber letztlich nur durch die Aktivität des Leidenden gelindert werden. Er kann sich nachhaltig helfen und die Gebundenheit durch sein Leiden überwinden. Es gibt keinen Grund zum Fatalismus.

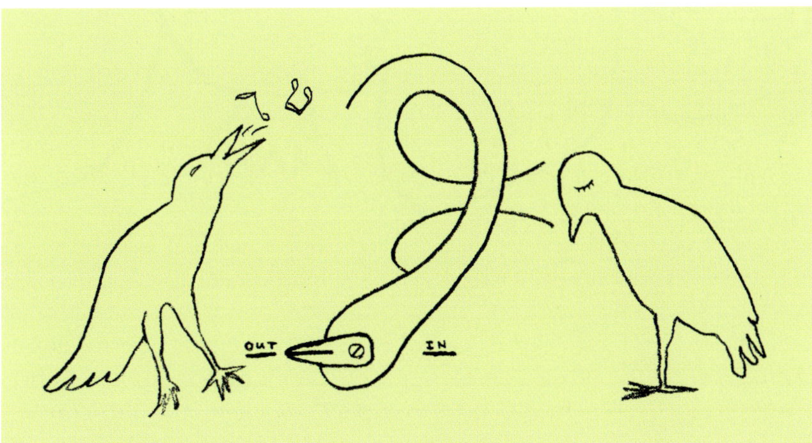

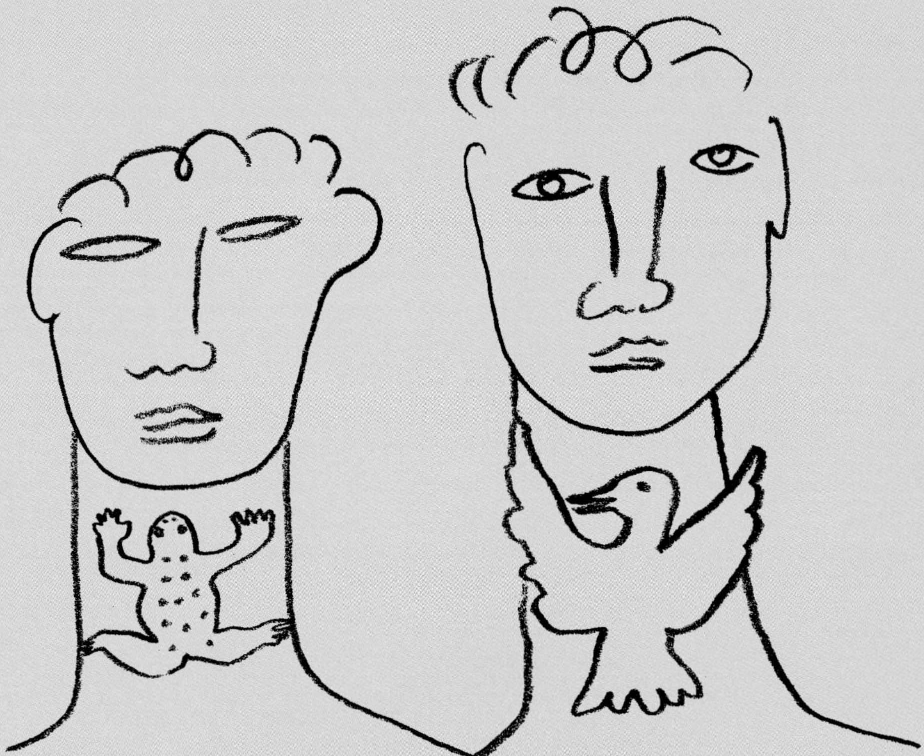

Die Schilddrüse – Vermittlerin zwischen Wasser und Luft

Häufig wurde ich gebeten, einmal etwas über die Schilddrüse zu schreiben. Eigentlich ist es erstaunlich, dass ein nur aprikosengroßes Organ so viel Interesse findet. Allerdings sind Vergrößerungen, Entzündungen, Über- und Unterfunktionen der Schilddrüse in Deutschland nicht selten, Schilddrüsenkrebs ist seit der Reaktorkatastrophe von Tschernobyl sehr viel häufiger geworden.

Die Schilddrüse führt aus dem Wasser in die Luft

Welche Aufgabe hat denn die schmetterlingsförmige Drüse vor dem Kehlkopf? Sie bestimmt unser Verhältnis zur Zeit und zu den «antiken Elementen» Erde, Wasser, Luft und Feuer. Das klingt rätselhaft, kann aber unmittelbar erlebt werden. Der Beginn des Lebens aller Wirbeltiere ist im Wasser. Wir schwammen im Mutterleib im Fruchtwasser, und auch ein Vogelei ist von Flüssigkeit erfüllt. Besonders schön ist der Übergang von der ursprünglichen Wasserwelt auf die Erde und an die Luft bei Fröschen zu beobachten. Die Kaulquappe besteht überwiegend aus einem kugelförmigen Leib. Erst spät wachsen ihr Beinchen, die erst an Land Sinn haben werden. Gleichzeitig muss das Tier seine Kiemen ablegen und Lungen entwickeln. Unterdrückt man die Schilddrüsenfunktion, so gelingt das alles nicht. Die Tiere bleiben ewig Quappen. Setzt man dem Wasser dagegen vorzeitig Schilddrüsenhormone zu, so setzt die Verwandlung sofort ein und es entstehen winzige Fröschchen. Als 12-Jähriger habe ich das ausprobiert und war beschämt darüber, was ich dem winzigen «Frühgeborenen» angetan hatte, sodass ich nun noch winzigere Fruchtfliegen züchtete, die in ihre kleinen Mäuler passten.

Ist beim ungeborenen Menschen die Schilddrüsenwirkung unzureichend, so bildet sich die Lunge nicht richtig, was nach dem Verlassen des mütterlichen Wassers Probleme verursachen kann. Die Extremitäten erscheinen unproportioniert zu kurz, der Körper überbetont. Nicht nur Hereinnahme der Luft und die Fähigkeit, auf der Erde stehen und

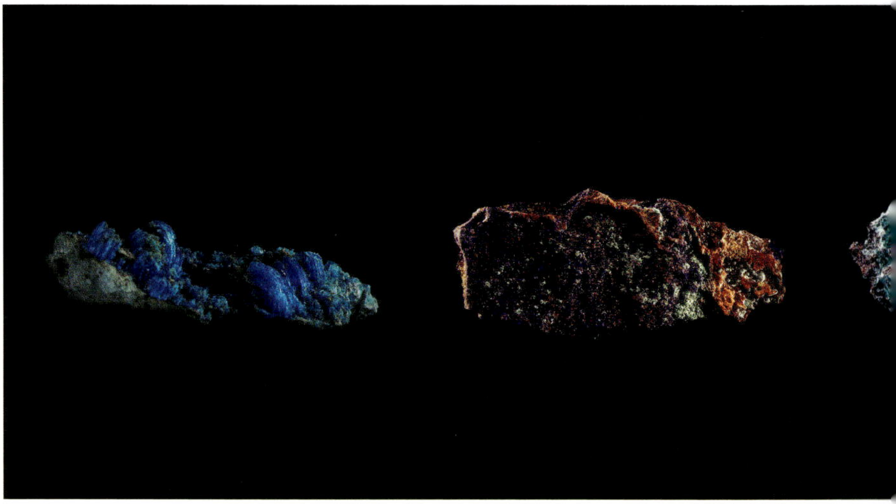

Im Wasser gebildet – wasserhaltige Kupferminerale sind blau und grün: Chalkanthit, Azurit, Malachit

Schilddrüsenunterfunktion lässt uns wässrig, kühl und schläfrig werden

gehen zu können wird von der Schilddrüse beeinflusst, das gilt auch für unsere Wärmebildung. Ohne Schilddrüse (oder bei ihrer Unterfunktion) liegt die Körpertemperatur weit unter 37 °C. Kein Wunder, dass ein solcher Mensch ständig friert, «kalt wie ein Fisch» ist. Wenn wir unser Bewusstsein und die Fähigkeit, «einleuchtende» Gedanken bilden zu können, als Lichtqualitäten auffassen, so wird auch dieses Element in uns von der Schilddrüse mitbestimmt. Bei einer schweren Schilddrüsenunterfunktion im Mutterleib oder in der Kindheit bleibt das Denken bis zur Idiotie gehemmt. Tritt der Schilddrüsenausfall plötzlich auf, so kann sogar Bewusstlosigkeit die Folge sein. Schilddrüsenhormon ist für die Entwicklung des Gehirns notwendig, vor allem für die Ausbildung einer besonderen Fettschicht um die Nervenzellfortsätze im Gehirn, welche die Schnelligkeit der Erregungsübertragung bewirken. Damit wird schon die zweite, zeitliche Ebene der Bedeutung dieser Hormondrüse deutlich. Schilddrüsenunterfunktion macht langsam. Das gilt nicht nur für die Entladungen im Gehirn, sondern auch für die Bewegungen des Menschen und den Fluß seiner Gedanken. Die Geschwindigkeit des Herzschlages nimmt ab und der Darm wird so träge, dass er sich nur noch selten entleert. Der Betroffene wird dick, weil er mehr Substanz ansammelt als verarbeitet

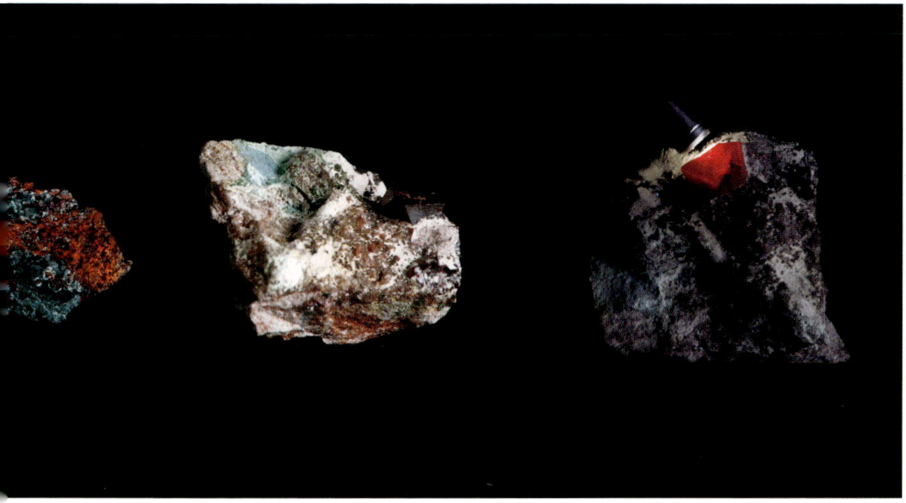

Wasserfrei, an der Luft entstanden, «verbrannt»: der rote Cuprit

Schilddrüsenüberfunktion lässt uns zu wach, heiß und trocken werden

und auflöst. Er wirkt schläfrig – schwer sinken die Lider über seine Augen. Ganz anders wirkt die Überfunktion. Oft sind die Augen weit aufgerissen wie im Schreck (und sie wirken auch erschreckend). Das Herz schlägt schnell und der Kranke klagt über Herzklopfen. Auch der Darm ist zu schnell und so entsteht Durchfall. Die Bewegungen wirken beschleunigt und eckig, feines Zittern macht vollständige Ruhe unmöglich. Unrast geht vom Kranken aus und seine Körpertemperatur ist (u.U. erheblich!) erhöht, Wärme verträgt er nicht. Es ist nicht erstaunlich, dass er rasch abmagert. Auf die Dauer führt die «Überdrehtheit» zur Erschöpfung, so kann daraus schließlich ebenso eine Depression entstehen wie beim Kranken mit der Unterfunktion, der es schwer hat, sich zu einer Aktivität zu entschließen, oft müde und traurig wirkt. Will man es überspitzt ins Bild bringen, so könnte man sagen: Die Unterfunktion der Schilddrüse lässt uns in die kühle, wechselwarme Froschwelt zurücksinken; die Überfunktion bannt uns in die erdflüchtige, aufgeregte hitzige Vogelwelt (ein Vogel hat 40 °C als Normaltemperatur!).

Wir spüren, beide Richtungen der Schilddrüsenstörungen (deren Erscheinungen sich auch durchdringen können) rauben dem Betroffenen seine Freiheit und drohen, ihm ein karrikaturhaftes Gepräge zu verleihen. Wir fühlen aber auch, dass wir bereits ohne Organerkrankung in die eine oder andere Richtungen entgleiten können. Übermäßige Trägheit, «Coolness» und Versinken im Wohlleben bilden den einen Pol, gehetzte Unrast, ständige Sorge etwas zu versäumen oder den Anforderungen nicht zu genügen, den anderen.

Seelisches wirkt auf die Schilddrüse,wie auch diese auf Seelisches wirkt

Es ist nicht zu verkennen, dass dies in unserer Zeit globalisierter Existenzängste einerseits und passiven Daseins vor dem Fernseher andererseits häufiger wird. Gerade aus einer Überforderungssituation heraus treten oft Schilddrüsenentzündungen auf, die nicht selten anfangs mit den Erscheinungen der Überfunktion einhergehen, allmählich aber in eine Erlahmung des Organs und eine Unterfunktion münden. Viktor von Weizsäcker, einer der Begründer der Psychosomatik, schildert, wie im Krieg schwere Schilddrüsenüberfunktionen über Nacht auftraten, nachdem durch Brandbombenangriffe die bisherige Existenz zerstört wurde und vielleicht sogar Angehörige starben. Das schreckgeweitete Auge, das rasende Herzklopfen und das Fieber, das Folge einer gesteigerten «Verbrennung» von Leibessubstanz ist, zeigt, wie das Geschehen der Nacht geradezu bildhaft nun zum anhaltenden Zustand im Leib wird.

Wenn man diesen Bildern nachspürt, so verstehen wir, dass eine bloße Normalisierung des Schilddrüsenhormonspiegels im Blut zu wenig ist. Wir verstehen Patienten, die nicht allein Tabletten nehmen wollen, die eine Organfunktion ersetzen oder unterdrücken. Immer wieder ist zwar auch dies oder z.B. eine Operation erforderlich, es genügt jedoch nicht: Eine starre «Einstellung» auf einen Normwert ist nicht menschengemäß, wir müssen zwischen den Polen schwingen können.

Therapiemöglichkeiten

Ein Ideal der Behandlung ist es, dass der Kranke dies schließlich wieder aus eigener Kraft kann. Wichtige Hilfen auf diesem Weg können potenzierte Kupferminerale sein. Im Organismus der Erde finden wir «wässrige» Kupferverbindungen, die im Bereich des Grundwassers gebildet werden, in schönem Grün und Blau leuchten und sich wie spielerisch ineinander umwandeln können. Durch den Sauerstoff der Luft kann Kupfer zu rotem Kupferoxid («Kupferasche») verbrannt werden, das als hellroter, kantiger Kristall auftreten kann. Der Übergang von einer träumenden Wasserwelt in eine scharf konturierte Luftwelt ist mit dem Kupfer noch in vielfältig weiterer Weise verbunden.

Substanzen aus dem Meer spielen bei der Schilddrüsenbehandlung eine besondere Rolle

Es ist einsichtig, dass vor allem Substanzen aus dem Wasser vom anthroposophischen Arzt oder Homöopathen bei Schilddrüsenstörungen eingesetzt werden. Häufig sind das z. B. Salz, Sepiatinte, Tang oder ein Schwamm aus der Tiefsee, der durch einen Röstungsprozess pharmazeutisch «ins Trockene» geführt wird. Im Meer findet sich auch Jod, das zentrale Spurenelement für die Schilddrüse. Fern vom Meer mangelt es oft an ihm und es entstehen Kropf und Schilddrüsenunterfunktion. Jod dringt in die Luft und so riecht man es bei einem Spaziergang am Strand. In Algen und Tangen, die im flachen Wasser am Übergang von Wasser zum Land wachsen, ist Jod mehr als 1000-fach angereichert. Wer häufig Sushi isst, bekommt daher keinen Jodmangel. Schon 2 g getrocknete Algen der Sorte «Nori» (gibt es im Naturkostladen) decken den Tagesbedarf. Bei Schilddrüsenüberfunktion und einer relativ häufigen Schilddrüsenentzündung (Hashimoto-Thyreoiditis) muss man dagegen Jod meiden, das hier verschlimmernd wirkt. Gut ist dagegen das Spurenelement Selen (200 µg/Tag), welches die Entzündung hindert,[13] indem es dazu beiträgt, ein zu starkes Sauerstoffwirken («oxidativer Stress») zu begrenzen. Unter den Landpflanzen ist die Herbstzeitlose bei Schilddrüsenkrankheiten wertvoll. Ihre Wirksamkeit wurde in Studien belegt. Schon ihre Blüte im Herbst lässt fragen: Ist sie zu früh und zu schnell oder zu spät und zu langsam?

Die Heileurythmie bietet Bewegungsübungen, mit denen Ruhe gewonnen oder Dynamik erreicht werden kann. Vielfältige künstlerische Therapieformen, äußere Anwendungen, aber auch das Gespräch, in dem sich die Lebenssituation klärt, und Meditationsübungen können helfen, wieder zu einer schwingungsbereiten Mitte zu finden.[14]

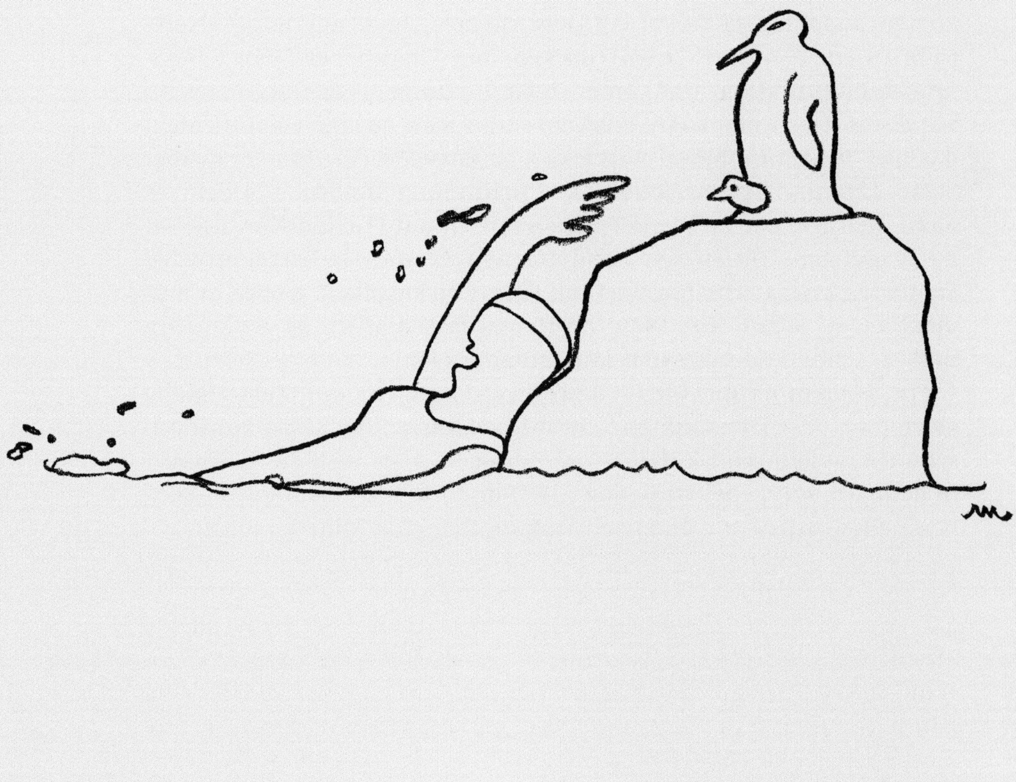

Fibromyalgie
Wenn es in den Muskeln weh tut, man aber «nichts findet»

Erkrankungen der Bewegungsorgane sind die häufigste Ursache dauerhafter Schmerzen. Besonders häufig sind Knorpelschäden die Ursache, die durch Altersveränderungen oder nach Verletzungen auftreten können. Meistens tun die betroffenen Gelenke bei Bewegungsbeginn besonders weh und beim Betasten spürt man ein «Knirschen». Andere Beschwerden rühren von Entzündungen her, die sich durch Gelenkschwellung, -rötung und -überwärmung äußern.

Stoffwechselstörungen wie bei der Gicht können ebenso Ursache sein wie rheumatische Entzündungen. Bei vielen Patienten findet man aber weder im Röntgenbild (wie bei der Arthrose) noch bei Blutuntersuchungen (wie bei Entzündungen) auffallende Veränderungen, und immer wieder haben die ohnehin leidenden Patienten den Eindruck, nicht recht ernst genommen zu werden, weil man doch «nichts findet». Ein Teil der Betroffenen leidet an einer sogenannten «Fibromyalgie», was wörtlich «Bindegewebs- und Muskelschmerz» heißt. Bei einer gründlichen Untersuchung ist diese Krankheit (auch Fibromyalgie-Syndrom (FMS) genannt) leicht zu erkennen, da ganz bestimmte Körperstellen, an denen meist Sehnen mit Knochen verbunden sind, einen charakteristischen Druckschmerz aufweisen (z.B. an der Ellenbogenaußenseite, an der Knieinnenseite oder im Nacken-, Hüft- und Beckenbereich). Fast zehnmal so viele Frauen wie Männer leiden an dieser Krankheit, bei der auch Schlafstörungen, Müdigkeit, Kopfschmerzen, Verdauungsbeschwerden oder Konzentrationsstörungen auftreten können. Recht häufig haben die Patienten früher einmal ein Schleudertrauma der Halswirbelsäule oder andere Traumata erlitten. Die Hauptschmerzen liegen in Nacken, Schultergürtel, Ellenbögen und Beckenregion in Bereichen der Muskeln, die sich bei einem plötzlichen tiefen Schrecken anspannen. Oft hat man bei den Patientinnen den Eindruck, es sei ihnen ein tiefer Schreck

Ein unerwartetes Trauma ist im Leib wie «eingefroren»

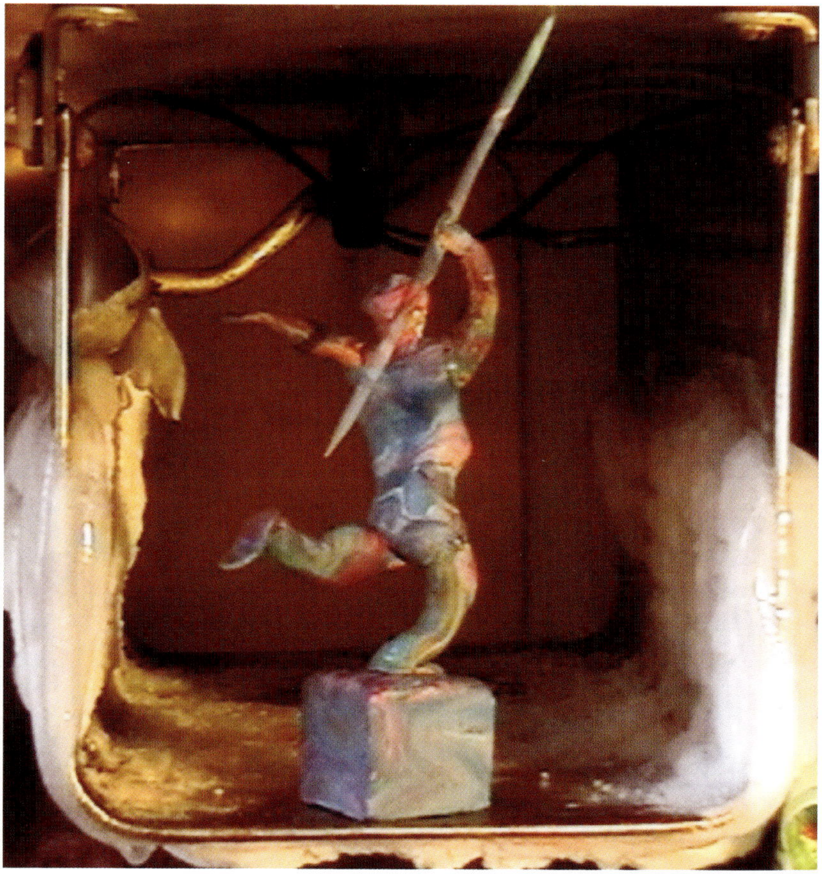

Der Künstler Mischa Lejen hat eine Skulptur des «eingefrorenen» Schmerzes gefertigt, der die übermäßig leistungsbereiten Patienten quält …

in die Glieder gefahren und habe sie nie wieder verlassen – er sitzt dort noch immer wie eingefroren. Es kann daher nicht wundern, dass Arzneien, die selbst abkühlend, antientzündlich wirken wie Kortison oder übliche Antirheumatika und Schmerzmittel hier nicht helfen. Am ehesten sind leichte Massagen und Bewegungsübungen hilfreich. Diese können aber auch verschlechtern, vor allem dann, wenn sie mit zu großem Engagement durchgeführt werden, was den Betroffenen oft passiert, da sie meist überdurchschnittlich hohe Ansprüche an sich haben, bestrebt sind, rasch wieder zu «funktionieren», sodass sie

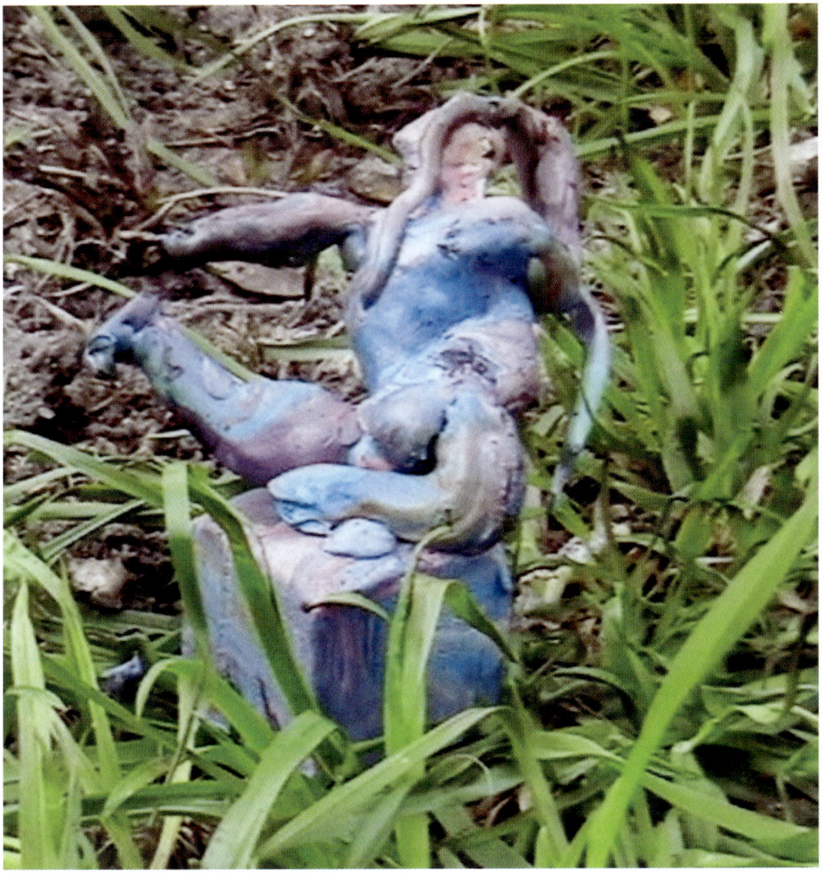

... und er hat angedeutet, wie wärmende Sonne und Bewegung mit Lebendigkeit den Schmerz «schmelzen» lassen kann.

sich auch bei der Behandlung überfordern, was ihnen oft genug auch schon im Leben passiert.

In einer von Harald J. Hamre durchgeführten Untersuchung zur Wirksamkeit anthroposophischer Therapieverfahren bei chronisch Kranken hat sich eine beeindruckende Langzeitwirksamkeit gezeigt[15] – viele der untersuchten Patienten litten an einem FMS. Erfahrungsgemäß erleben sie rhythmische Massage, Heileurythmie und Kunsttherapie als besonders hilfreich. Diese Verfahren können Festgewordenes wieder in Bewegung bringen. Die rhythmische Massage tut dies von außen kommend an verhärteten Muskeln und Sehnen, mit der Heileurythmie lernt man sich selbst in heilsame Bewegung zu bringen und die Kunsttherapie führt oft von der Seele aus zu neuer Durchwärmung und größerer innerer Lebendigkeit.

In diesem Sinn können auch Medikamente helfen, die zu einer Eigenaktivität anregen. Manchmal sind das individuell gewählte homöopathische Mittel, sehr häufig helfen aber zwei anthroposophische Arzneimittel: Eines (Solum) wird aus Torfmoos hergestellt.

Im Moor werden Wasser und Kälte festgehalten

Auch im Moor ist etwas «fest» geworden. Normalerweise durchläuft Wasser einen steten Wandel. Es regnet vom Himmel, durchströmt Boden und Landschaft, verdunstet schließlich und steigt wieder zum Himmel auf. Im Moor wird es dagegen festgehalten und mit ihm auch die Winterkälte, die man erlebt, wenn man im Hochsommer mit nacktem Fuß ein wenig durch die warme Moosoberfläche in die Tiefe bohrt. Auch in anderer Weise ist das Moor ein Ort, an dem Leben zu Stillstand wird: Pflanzen bilden aus Wasser, CO_2 und kosmischen Kräften (Licht, Wärme) irdische Substanz. Sterben sie ab, so werden diese gebundenen Kräfte frei, sei es als Wärme im Kompost, als Glut im Kamin oder als Energie, die wir aus der Nahrung beziehen. Bei der Bildung des Moores ist das anders. Die Pflanzen lösen sich am Ende ihres Lebens nicht auf, sie werden mumifiziert und bleiben so über Jahrhunderte in ihrer Struktur erhalten.

Pharmazeutische Kunst kann zur Lösung verhelfen

Auf anderer Ebene findet man ein Festgewordensein im Kranken leiblich oder auch seelisch, wo Angst und Schreck unverändert in den Muskeln fest sitzen können. Gesundwerden könnte darin bestehen, hier wieder Wärme und Bewegung zu entfalten. Bei der Heilmittelherstellung tut dies der Pharmazeut, der das aus der dunklen, kalten Tiefe geholte Moor rhythmisch erwärmt und wieder abkühlt, ans Licht bringt und wieder abschließt. Nach einer Weile beginnen Umwandlungsvorgänge und später werden zur Verstärkung der Wirkung noch Auszüge aus Schachtelhalm und Rosskastanie hinzugefügt. Beide Pflanzen verfügen über besondere Fähigkeiten, Wasser zum Strömen zu bringen. Der Schachtelhalm, der auf lichterfüllten Ackerflächen wächst, bildet ein unterirdisches Drainagesystem, und die schattenspendende Kastanie schafft durch die Wasserverdunstung ihrer Blätter Kühle, die der ermattete Besucher eines sommerlichen Biergartens schätzt.

Häufig geht es Fibromyalgiepatienten nach Anwendung von Mitteln, die aus einem solchen Verarbeitungsprozess stammen, bes-

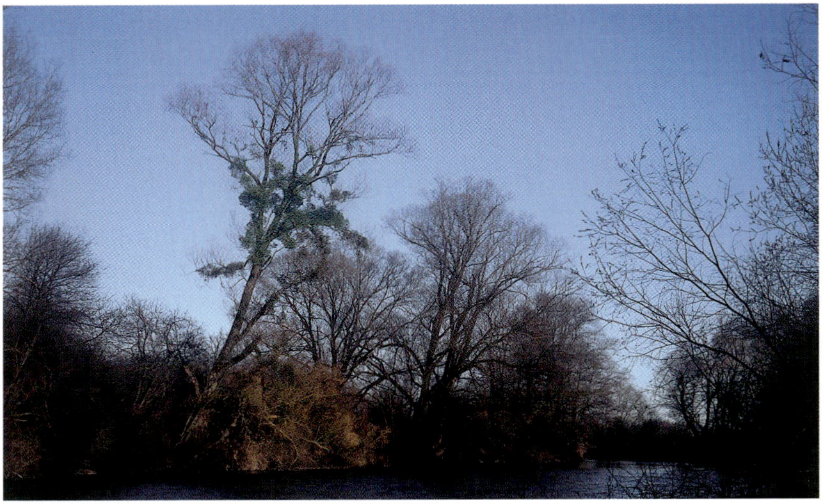

Noch im Winter schaffen grüne Misteln in einer ansonsten kahlen Weide sommerliche Verhältnisse – auch im Menschen bringt sie Erstarrtes in Fluss und Schmerz zum Schwinden.

ser. Endgültige Heilung kann aber – neben den oben erwähnten nichtmedikamentösen Heilverfahren – durch die Mistel angeregt werden. Aus ihr werden Mittel hergestellt, die bei Krebskrankheiten hilfreich sind und typischerweise dabei eine verstärkte Wärmebildung auslösen.

Die Mistel kann Heilung bewirken

Während der Baum im Winter kahl da steht, wird die Mistel gerade jetzt sichtbar. Leuchtend hellgrün sitzt sie als Kugel im Geäst und ihre weißen Früchte reifen gerade zur Mittwinterzeit. Da die Mistel darauf angewiesen ist, dass der Baum ihr Saft zuführt, sondert sie in ihn hinein Zuckerarten ab, die als Frostschutz wirken, wodurch im ganzen Winter ein «künstliches» Strömen und Leben im Holz des Baumes erhalten bleibt. So kann die Mistel auch im Menschen neue Wärmeentfaltung anregen, die dazu beiträgt, Festgewordenes zu lösen und lebendig zu machen und dadurch hilft, ein FMS zu heilen. Es ist wohl kein Zufall, dass manche Ärzte die Erfahrung gemacht haben, dass dabei diejenige Mistel am hilfreichsten ist, die auf einer Weide gewachsen ist[16], jenem Baum, der bevorzugt dort wächst, wo Wasser im Boden strömt, und der auch dort wachsen und neues Leben schaffen kann, wo sonst nur totes Geröll liegt.

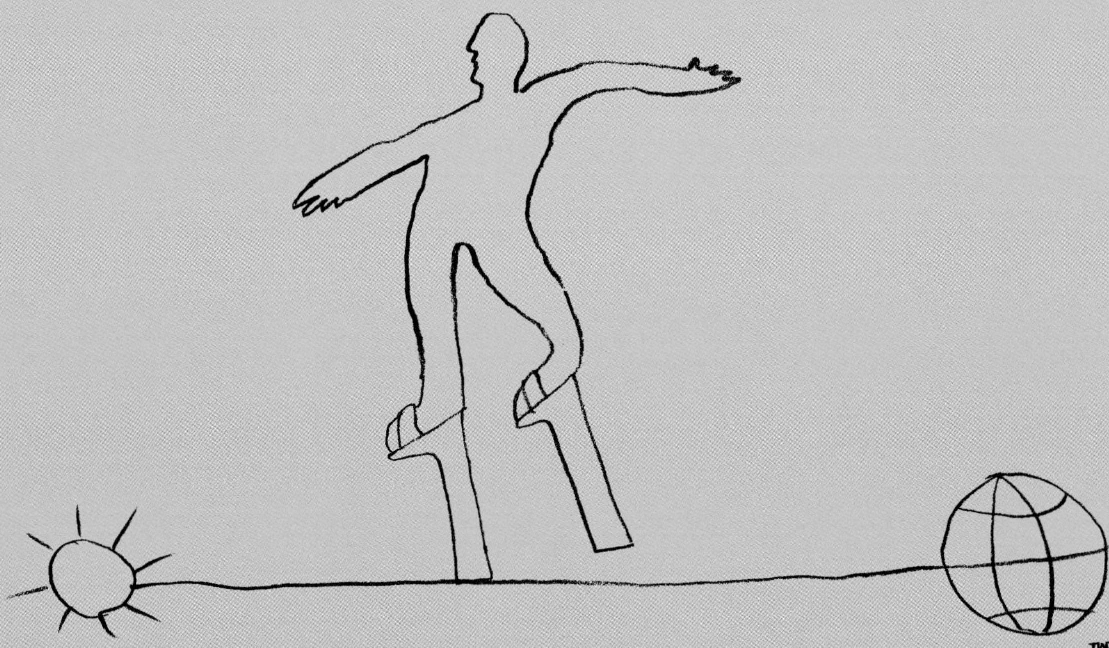
JWC

Auf der Suche nach Gleichgewicht Multiple Sklerose

Manche Krankheiten unterliegen einer strengen Ordnung

Manche Krankheiten verlaufen nach so klaren Gesetzen, dass sich ihr Verlauf voraussagen lässt. Ein gewöhnlicher Schnupfen dauert 8 Tage, bei den Masern erscheint der Hautausschlag 3 Tage nach dem Auftreten kleiner weißer Flecken auf der Wangenschleimhaut. Bei der Malaria lassen sich die verschiedenen möglichen Erreger sogar daran unterscheiden, in welchem Abstand die Fieberschübe auftreten. Umgekehrt kann man aufgrund der (z.B. mikroskopischen) Erregerdiagnose den nächsten Fieberanstieg oft auf die Stunde genau vorhersehen. Wenn es bei diesen «geordneten Krankheiten» zu einer Abweichung vom allgemeinen «Krankheitsgesetz» kommt, so ist das oft Zeichen einer Komplikation – z.B. kann sich die Entwicklung einer Bronchitis aus einem Schnupfen dadurch ankündigen, dass zu einem Zeitpunkt, zu dem man sich bereits besser fühlen sollte, eine Verschlechterung eintritt.

Die Multiple Sklerose ist von Unsicherheit geprägt

Manche Krankheiten verlaufen aber prinzipiell schwer voraussagbar und das macht sie besonders unheimlich, oft sind sie auch schwerer als diejenigen, die einer erkennbaren Ordnung unterliegen. Das gilt beispielsweise für viele Fälle von Krebs, besonders aber für die Multiple Sklerose (MS). Manche an ihr Erkrankte gehen steifbeinig oder können nur mühsam das Gleichgewicht halten. Zusätzlich zu ihrer Behinderung leiden sie oft an der Furcht, für betrunken gehalten zu werden und viele haben in dieser Hinsicht schon böse Bemerkungen erdulden müssen. Andere Patienten sehen schlecht oder sind schlimmstenfalls ganz blind, andere sprechen eigenartig abgehackt, viele leiden an gesteigerter Ermüdbarkeit, an andauernden Kribbelgefühlen in den Beinen und spüren den Boden unter den Füßen nur schlecht, sodass schon kleine Unebenheiten sie zum Stolpern bringen. Sie leiden an Schwindel, an Blasenschwäche oder an vielen anderen möglichen Symptomen. Oft treten die Erscheinungen nur vorübergehend auf und bilden sich schließlich zurück, manchmal kommt es nie oder erst nach vielen Jahren zu Rückfällen. Leider nimmt aber im Verlauf die Zahl derjenigen zu, die doch Beeinträchtigungen zurückbehalten. Selten gibt es besonders bösartige Verläufe, bei denen die Betroffenen bald auf einen Rollstuhl angewiesen sind. Glücklicherweise können die meisten Patienten ihr Leben jedoch selbständig führen und man merkt ihnen häufig ihre Krankheit kaum an – alle aber leben mit der Ungewissheit, ob und wann die Krankheit wieder zuschlagen wird.

Vom Einfluss der Seele

Manche MS-Patienten, die schon lange Erfahrungen mit «ihrer» Erkrankung haben, gewinnen jedoch den Eindruck, dass sie einen gewissen Einfluss auf diese haben. Sie erleben, dass es ihnen besser geht, wenn sie ihr Leben verändern, sie dauerhafte Überlastungen, aber auch Zeiten langer Untätigkeit vermeiden, in denen sie sich nutzlos fühlen, dass es gut sein kann, zu tun, wovon sie tief fühlen, dass es richtig ist, wenn sie belastende Lebenssituationen klären.

Oft haben sie erlebt, dass es gerade dann zu Verschlechterungen kam, wenn «etwas nicht stimmte». Dann aber kann es doch auch wieder Enttäuschungen geben. Manchmal ist einfach nicht zu erkennen, warum die Krankheit gerade jetzt «wieder wach» geworden ist. Dann kann die Sicherheit, nicht einem zufälligen Schicksal ausgesetzt zu sein, sondern durch eigenes Handeln etwas bewirken zu können, auch wieder zerrinnen. Für manchen steckt darin sogar ein Körnchen Trost, denn die manchmal zu beobachtende Unabhängigkeit vom aktuellen seelischen Befinden und der Lebenssituation beweist doch, dass die Krankheit nicht «etwas Seelisches» ist, für das man letztlich «selbst etwas kann», wie es manchen Patienten von «wohlmeinenden» Menschen ihrer Umgebung signalisiert wird. Ganz sicher ist die MS keine seelische Krankheit, auch wenn Seelisches eine Rolle spielen kann. Sie ist auch keine erbliche Krankheit, auch wenn Erbfaktoren eine gewisse Rolle spielen und nahe Angehörige von MS-Kranken selbst ein etwas höheres Krankheitsrisiko haben. Aber selbst bei eineiigen Zwillingen mit demselben Erbgut kommt es nur selten vor, dass beide an MS erkranken. Immer mehr erlebt man: Es gibt keine einfachen Erklärungen, immer ist auch das Gegenteil wahr. Es scheint eine Krankheit des «Ja, aber …» zu sein.

Im Gehirn und Rückenmark findet man bei Patienten mit MS Gebie-

Entzündung und Verhärtung durchdringen sich

te mit Entzündungen, in denen wichtige Strukturen aufgelöst werden, ähnlich wie Körpergewebe um einen eingedrungenen Splitter in der Haut. Daneben kommen Bereiche vor, die verhärtet sind, sklerotisiert, degeneriert. Verhärtung kann Folge von Entzündung sein – man kennt das von Narben als Folge von Aknepusteln –, aber Verhärtung kann auch Ursache von Entzündung sein mit dem Ziel Fremdes oder fremd Gewordenes aufzulösen. Beginnt die MS also mit Auflösungs- oder mit Verhärtungstendenzen? Wer hat angefangen, wen muss man bekämpfen? Für die Rolle von Entzündungsvorgängen spricht es, dass akute Krankheitserscheinungen oft durch Cortison besser werden, das Entzündungen unterdrückt, hierdurch können gefährliche Verschlechterungen oft unterbrochen werden. Andererseits beeinflusst Cortison den Langzeitverlauf nicht oder kaum und man musste sogar feststellen, dass Medikamentenkombinationen, die Entzündungen fast völlig unterdrücken können, schädlich waren.

Inzwischen weiß man, dass in Entzündungsbezirken des zentralen Nervensystems bei der MS Heilungsvorgänge degenerierter Verhärtungsbereiche stattfinden, die ohne jegliche Entzündung nicht zustande kämen. Entzündung kann also schaden, aber auch nützen? Da ist es wieder, das «Ja, aber …».

Wie man trotz dieser Widersprüchlichkeiten das Wesen der MS besser verstehen und damit auch Wege finden kann, mit ihr besser umgehen zu können, davon soll im Folgenden die Rede sein. Dabei wird sich zeigen, dass dieses Krankheitsgeschehen auf erstaunliche Weise sowohl mit der Erde wie mit dem Kosmos verbunden ist.

Bei der vorherigen Beschreibung des Krankheitsbildes der Multiplen Sklerose war zu erleben, dass bei dieser Krankheit das Lebensgefühl der Betroffenen auf vielfältige Weise untergraben werden kann. Unsicherheit entsteht beim Betroffenen, aber auch bei dem, der die Krankheit verstehen möchte, weil sie mit Widersprüchen und Gegensätzlichkeiten verbunden ist – sowohl entzündliche Auflösungs- wie auch degenerative Verhärtungsvorgänge scheinen eine Rolle zu spielen.

Manchmal lernt man Entscheidendes, wenn man nicht nur den Kranken, sondern auch seine Umgebung studiert. Bei der Malaria hat man so gelernt, dass sie sich nur dort verbreitet, wo eine bestimmte Mückenart leben kann. Beim gewöhnlichen Kropf hat man erkannt,

Der Einfluss der Erde

dass er nur in Gegenden vorkommt, wo es an Jod fehlt. Besonders verblüffend ist die Verteilung der MS über die Erde. In den Tropen kommt sie so gut wie nicht vor, sie nimmt aber mit nahezu mathematischer Exaktheit zu, je weiter man sich dem Nord- oder Südpol der Erde nähert. Wo es warm ist, wo feuchte Luft aufsteigt und heftige Regenfälle zu Boden prasseln, wo üppige Vegetation wuchert, gibt es kaum MS, wohl aber dort, wo die Erde in zunehmender Kälte zur Erstarrung tendiert. Es scheint, als könnte eine Umgebung, in der sich starke Auflösungskräfte entfalten, schützend wirken, wo dagegen Verhärtungstendenzen überwiegen, aber eine Gefährdung entstehen. Allerdings gilt das nur in der Kindheit. Entscheidend ist es, wo man bis zur Geschlechtsreife gelebt hat. Übersiedelt man danach in eine andere Erdregion, so behält man das MS-Risiko seiner ursprünglichen Umgebung.

Der Einfluss der Sonne

So deutlich belegt diese Signatur hinsichtlich des Ortes auf der Erde ist, so gibt es in zeitlicher Hinsicht gegenläufige Tendenzen. Wir haben schon gesehen, dass der Eintritt der Geschlechtsreife für die MS-Entstehung bedeutend ist. Zu diesem Zeitpunkt treten neue Qualitäten im Seelischen auf, und eine neue Selbstständigkeit im Denken, aber auch gewisse Leibbildungsvorgänge kommen zum Abschluss. Liegt die Pubertät in einer Zeit hoher Sonnen(flecken)aktivität, so scheinen statistisch mehr Menschen dieses Geburtsjahrganges an MS zu erkranken, als wenn dieser biografische Zeitraum in einer Periode geringer Sonnenfleckenaktivität liegt.

Diese verschiedenen Sonnenzustände wechseln in einem 11-Jahres-Rhythmus. In Zeiten hoher Fleckentätigkeit tritt die Sonne gewissermaßen «über ihre Ufer», sie schleudert gewaltige «Fackeln» ins All, die als Sonnenflecken sichtbar und als vermehrte Strahlungsaktivität messbar sind. Auf der Erde kann es dadurch zu Chaos im Funkverkehr kommen, zu nicht voraussagbaren, farbig am Himmel webenden Polarlichtern und – bedingt durch eine verstärkte radioaktive Höhenstrahlung – zu etwas häufigeren Variationen (Mutationen) des sonst konstant gehaltenen genetischen Materials der Lebewesen. Dass auch Grippepandemien mit ihren chaotisierenden Wirkungen in Zeiten von Sonnenfleckenmaxima auftreten, wurde ausführlich im Buch «Grippe und Erkältungskrankheiten natürlich heilen» dargestellt. Von der Erde her scheinen also «verhärtende» Wirkungen die MS zu begünstigen, vom Kosmos her «auflösende».

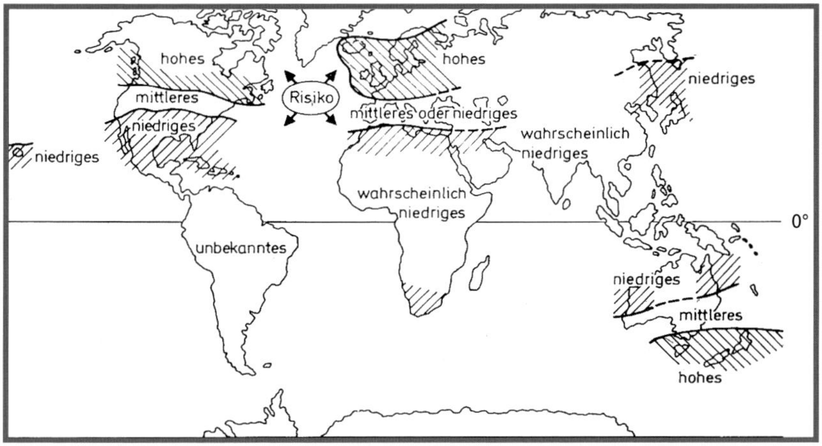

Risikoverteilung für eine Erkrankung an MS in den verschiedenen Erdregionen.[17]

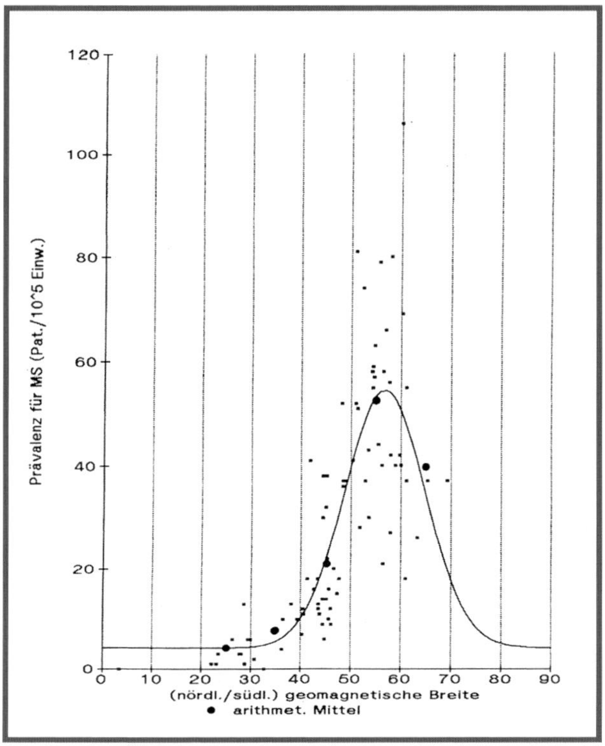

In dieser Graphik ist die Zahl der MS-Patienten pro 100.000 Einwohner nach der geomagnetischen Breite aufgetragen – also dem Abstand zum magnetischen Nord- oder Südpol der Erde, mit welchem die MS-Häufigkeit noch besser korelliert als mit der geographischen Breite. Die Durchschnittswerte pro 10 Breitengrade liegen sehr genau auf einer Gauß'schen Kurve.[18]

Für keine andere Krankheit scheinen so polare Zusammenhänge mit der Erde und dem Kosmos, mit Erstarrungs- und Auflösungstendenzen im Großen mathematisch so deutlich wie bei der MS. Hier kann nur angedeutet werden, dass positive, nicht «ausufernde» Sonnenkräfte, die in Kindheit und Jugend sowohl als regelrechtes Sonnenlicht als auch durch eine stabile Wärme vermittelnde Umgebung aufgenommen wurden, einen Schutz vor MS darstellen können. Schwere Erschütterungen, wie etwa der frühe Tod des Vaters, sind dagegen bei MS-Patienten überzufällig häufig.

Die Mitte stärken

Solange man nach der einen Antwort, der einen Ursache, dem einen Heilmittel sucht, bleibt diese Krankheit rätselhaft und verwirrend. Vielleicht sollte man diejenigen fragen, um die es geht. Eine Patientin, die seit Jahrzehnten mit ihrer MS lebt, sagte mir: «Für mich ist es das Wichtigste, immer wieder die Mitte zu finden und sie zu stärken.» So ähnlich hat das vor kurzem auf einem Kongress ein berühmter MS-Forscher gesagt, der angesichts der unübersichtlichen biochemischen und immunologischen Fakten, die so viele Gegensätzlichkeiten und Widersprüchlichkeiten zu bergen scheinen, etwa meinte: «Vielleicht muss man gar nicht eine Seite unterdrücken, sondern vor allem lernen, Gleichgewichte zu schaffen.»

Heileurythmie, Kunsttherapie, Meditation

Die zitierte Patientin sagte, dabei helfe ihr vor allem die Heileurythmie. Bei dieser Bewegungstherapie der anthroposophischen Medizin wird klassischerweise eine Reihe von Übungen verordnet, bei der «In-Bewegung-Kommen» und «Form-Schaffen» ins Gleichgewicht miteinander gebracht werden. Andere Patienten erleben es als ungemein wohltuend, im Rahmen einer Maltherapie «warme» und «kalte» Farben so ineinander übergehen zu lassen, dass überraschend zwischen ihnen eine neue, zum Gleichgewicht führende Farbe entsteht. Und wieder andere spüren, dass sie in einer Meditation eine Möglichkeit haben, in regelmäßiger Folge kühle Selbstbesinnung und warme Weltempfindung zu erfahren und zum Vertrauen zu gelangen, in einem Schicksalszusammenhang zu stehen, der es letztlich gut mit ihnen meint.

Das Ziel, ein neues Gleichgewicht zu schaffen, gilt auch für die medikamentöse Behandlung. Hier werden wir noch manches zu lernen haben, aber schon heute gibt es Wege, die zumindest Linderung bewirken und den Krankheitsverlauf günstig beeinflussen. Als Standardbehandlung wird oft propagiert, dass alle Patienten gleich nach der Diagnosestellung mit denselben Mitteln (z.B. Interferonpräparaten) in ständig gleicher Dosierung und ohne Unterbrechung bis zu ihrem Lebensende behandelt werden sollen. Viele Patienten fühlen sich durch eine solche Forderung eingeengt und reglementiert, manche lehnen sogar grundsätzlich jede (schul-)medizinische Behandlung ab und gehen beispielsweise ausschließlich zu einem Geistheiler. Vielleicht kann man sowohl beim Schematismus wie bei der impulsiven Ablehnung konventioneller Therapien die beschriebenen Erkrankungstendenzen wieder finden. Meines Erachtens gibt es Patienten und Krankheitsphasen, wo auch Heilmethoden, die Selbstregulationsvorgänge zu unterstützen versuchen, Behandlungsmöglichkeiten anbieten können. Andererseits kommen auch Situationen vor, wo die ganze Intensität der schulmedizinischen Behandlungsmöglichkeiten mit ihrem von außen eingreifenden und Körperfunktionen beeinflussenden Ansatz wertvoll und hilfreich sein kann. Zu welchem Weg man sich zum jeweiligen Zeitpunkt entscheidet, kann nur aus einer wirklichen Begegnung von kundigem Arzt und mündigem Patient hervorgehen.

Schulmedizinische Ansätze können ebenso sinnvoll sein, wie solche, die eigene Heilungskräfte anregen

Wenn man diesen Fragen nachgeht, merkt man, dass die Aufgabe, welche die MS stellt – nämlich immer neu eine frei schwingende Gleichgewichtslage anzustreben –, eigentlich jeden von uns betrifft und sie nur durch Krankheit besonders deutlich in Erscheinung tritt. Insofern können wir alle aus dem lernen, was Patienten, die an dieser Krankheit leiden, beschäftigt.[19]

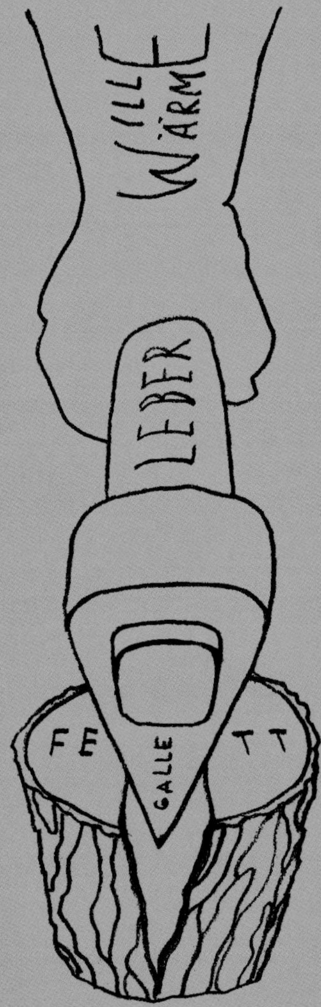
WILLE
WÄRME
LEBER
FE
GALLE
TT

Wie Wärmeentfaltung Leberentzündungen heilen kann

Die Beschwerden sind oft uncharakteristisch

Immer wieder einmal kommt es vor, dass Patienten in die Praxis kommen, die sich einfach schlecht fühlen, die ohne erkennbaren Grund müde sind oder schlecht schlafen und denen es mal hier, mal dort in Muskeln und Gelenken weh tut, ohne dass Schwellungen oder andere Entzündungszeichen auftreten. Als Arzt denkt man bei solchen Klagen meist zunächst an eine seelische Verstimmung – und häufig ist das richtig. Gemeinsam wird man versuchen, Ursachen dafür zu finden und diese zu überwinden. Wenn es aber zu keiner Besserung kommt, drohen von beiden Seiten Gefahren: Der Patient kann sich enttäuscht mit dem Gefühl zurückziehen, dass ihm nicht geholfen werden kann, und der Arzt ist davon bedroht, leichten Überdruss zu empfinden, wenn «schon wieder dieser Patient» zur Tür herein kommt, dem scheinbar «doch nichts fehlt» und wird versuchen, ihn rasch abzuspeisen. Erforderlich ist das Gegenteil: Jetzt muss man sich noch einmal umso mehr Zeit nehmen.

Eigentlich sollte schon bei der ersten Begegnung eine körperliche Untersuchung erfolgt sein, spätestens jetzt muss sie mit aller Gründlichkeit erfolgen. Manchmal führt eine leichte Gelbfärbung des Augenweiß auf die richtige Spur, ein milder Druckschmerz unter dem rechten Rippenbogen, die Angabe von Stuhlunregelmäßigkeiten, aber auch unscheinbare Hautveränderungen wie eine Rötung der Handflächen oder feine, sternförmige Gefäßzeichnungen der Haut, die anzeigen: es fehlt an der Leber.

Beeinträchtigung der Willensentfaltung

Ein besonders aufmerksamer Arzt kann das manchmal schon an der ersten Begegnung mit dem Patienten erahnen, wenn er empfindet: dieser Patient kann – trotz guter Absichten – «nicht richtig wollen». Die Leber verwandelt nämlich nicht nur die Nahrung in eigene Substanzen und befreit das Blut von vielen Giften, sie bildet auch eine wichtige Grundlage unseres Willens. Dass wir uns nicht nur vorstellen, etwas zu tun, sondern dies dann auch wirklich passiert, ist eine Fähigkeit, für die wir unsere Leber brauchen. Dies hängt damit zusammen, dass die Willensentfaltung in die Tat hinein immer mit der Freisetzung von Wärme verbunden ist.

Unsere wichtigste Wärmequelle sind die Fette. Dass wir sie aufnehmen können, erfordert unsere Galle. Dieser bittere Saft wird in der Leber gebildet und dem Nahrungsbrei im Darm entgegengespritzt, um Fett so fein aufzulösen, dass wir es aufnehmen können. Es ist daher verständlich, dass Leberkrankheiten sich auch durch Fettunverträglichkeit zu erkennen geben können.

Lebererkrankungen können viele Ursache haben

Es gibt viele Ursachen von Leberstörungen und keineswegs immer ist zu hoher Alkoholkonsum schuld, obwohl Alkohol (auch in geringen Mengen) bei jeder Leberkrankheit das Organ weiter schädigt. Eine häufige Ursache bildet eine virusbedingte Leberentzündung, die Hepatitis. Eine Form davon (Hepatitis A) war früher bei uns so häufig, dass sie eine «Kinderkrankheit» war, welche die meisten unserer Großeltern durchgemacht haben. Heute kann man diese «Gelbsucht» (weil sich meistens die Augen durch zurückgestaute Gallenfarbstoffe gelb färben) vor allem auf Reisen in Länder mit geringerem Hygienestandard erwerben. Während diese Form der Leberentzündung aber immer ausheilt, verläuft die Hepatitis B und vor allem C, die beide durch Kontakt mit Blut oder anderen Körpersäften übertragen werden, sehr häufig chronisch. Während die Hepatitis A typischerweise mit Fieber und starkem Krankheitsgefühl einhergeht, schleichen sich die anderen Hepatitisformen oft zunächst fast unbemerkt «kühl» ein. Gerade deshalb werden sie aber auch nicht «feurig» überwunden, können Jahre und Jahrzehnte schwelen und die beschriebenen Allgemeinsymptome verursachen (hinter denen natürlich auch viele andere Ursachen stecken können).

Selbst Laboruntersuchungen können trügerisch sein, denn immer wieder kommt es vor, dass die Leberwerte kaum verändert oder sogar normal sind, weil gar keine stärkere Entzündung erfolgt, die eigentlich eine Abwehrmaßnahme des Organismus wäre. Früher wurden Hepatitis B und C manchmal mit Kortison behandelt. Dieses Medikament unterdrückt Entzündungen – und tatsächlich fühlten sich die Patienten rasch besser und auch ihre Laborwerte normalisierten sich. Erst später merkte man, dass man den Patienten dennoch geschadet

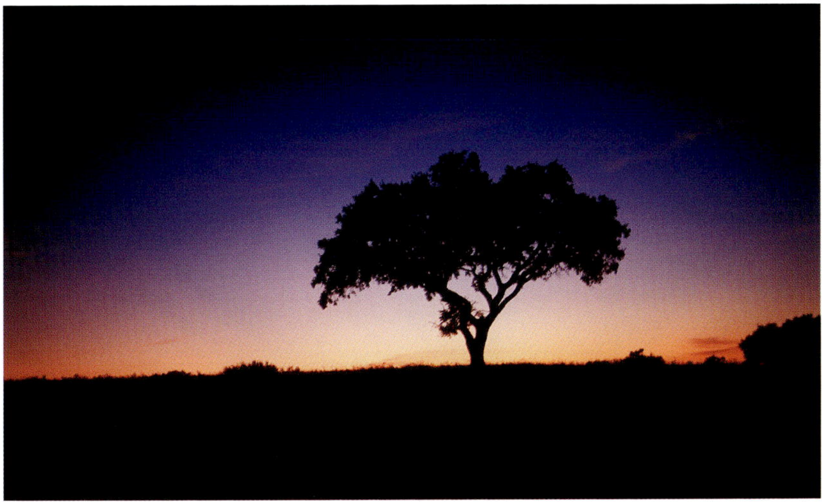

hatte, denn nun gab es kein kräftiges «Abwehrfeuer» mehr und die verursachenden Viren konnten sich in der ganzen Leber ausbreiten. Wenn dann eine chronische Hepatitis sehr lange anhält, kann sie in eine Leberzirrhose übergehen, bei der die Leberfunktion immer schlechter wird, oder sogar in einen Leberkrebs.

Entzündungen dienen der Krankheitsüberwindung

Nachdem die Behandlungsansätze gescheitert waren, die auf eine Unterdrückung von Entzündung und Abwehr abzielten, wurden mit mehr Erfolg Behandlungen eingeführt, welche die Abwehr anregen. Eine davon ist das Interferon, mit dem bei einem Teil der Patienten (zusammen mit Medikamenten, welche die Virusvermehrung unterdrücken sollen) gute Erfolge erzielt werden. – Insgesamt hat diese Behandlung oft ausgeprägte Nebenwirkungen und nicht immer kann sie daher erfolgreich abgeschlossen werden. In vielen Fällen können dann zwei pflanzliche Medikamente wirken. Der Leberspezialist Prof. Volker Fintelmann hat vor vielen Jahren einen Hinweis von Rudolf Steiner, dem Begründer der Anthroposophischen Medizin, umgesetzt und aus schlichtem Tomatenkraut ein Medikament entwickelt, mit dem er einem Teil seiner Patienten gut helfen konnte. Ein großer Fortschritt war es dann, als er seinen Patienten zusätzlich Mistelpräparate spritzte. Diese werden normalerweise bei Krebs eingesetzt, sie ver-

Auch pflanzliche Mittel können helfen

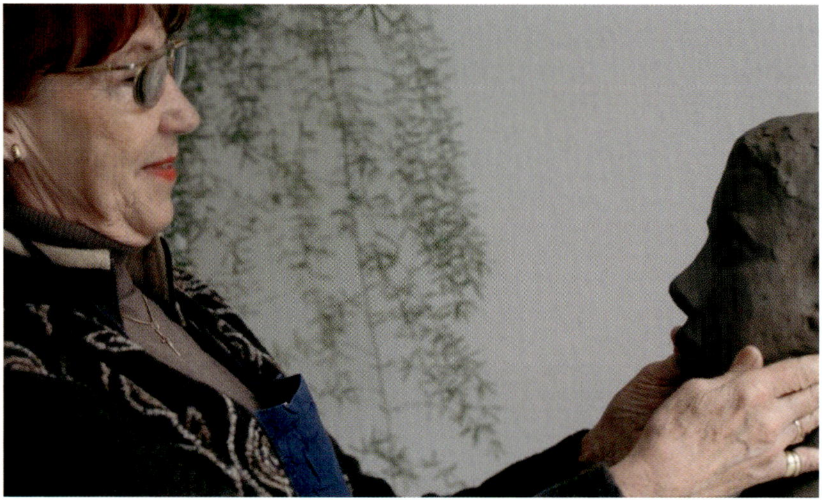

ursachen eine Anregung der Immunvorgänge, Temperatursteigerung, Wärmegefühl und in höherer Dosis auch Fieber. Damit bewirken sie ein Anfachen der Wärme- und Abwehrvorgänge, welche dem Patienten mit chronischer Hepatitis verloren gegangen sind und schaffen so die Grundlage für eine Überwindung der Krankheit. – Leider gelingt es auch damit nicht, bei allen Patienten die Virusinfektion zu beseitigen, obwohl dies immerhin weitaus häufiger der Fall ist, als es nach Versagen von Interferon oder der Unmöglichkeit, es einzusetzen, sonst vorkommt. Was aber wichtiger ist: Es geht den Patienten spürbar besser, Müdigkeit und Gelenkbeschwerden lassen meist rasch nach und die Willensentfaltung wird wieder freier. Studien zeigen, dass eine Misteltherapie auch eine Verschlechterung zur Leberzirrhose aufhalten kann.

Wie sich das Allgemeinbefinden verbessert

Es scheint auf den Verlauf sehr positiv zu wirken, wenn dieser Wille dann auch eingesetzt wird, wenn der Kranke sich nicht nur behandeln lässt, sondern selbst handelt, was oft erst mit Hilfe der Medikamente wieder möglich wird. Heileurythmie als besondere Bewegungstherapie, eine Neuordnung des eigenen Lebens und Kunsttherapie haben sich als sehr wirksam erwiesen. Gerade bei Letzterer ist es oft zu erleben, dass Freude und Begeisterung am eigenständigen Tun

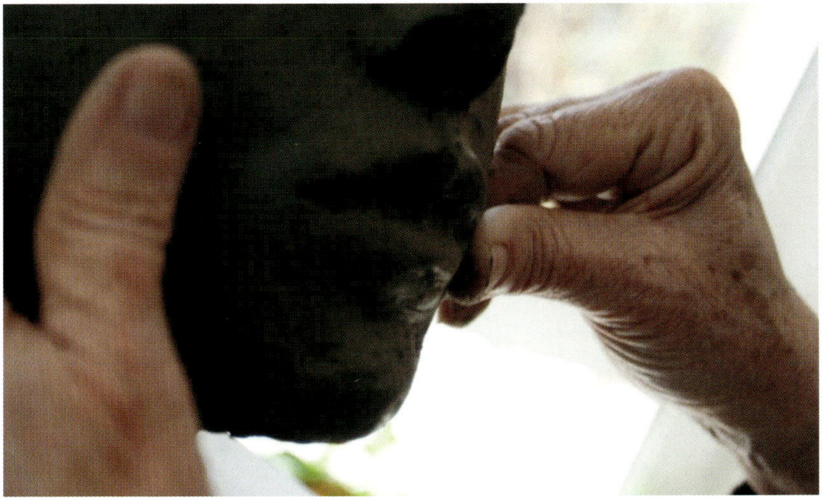

so stark werden, dass sich der Patient ganz durchwärmt fühlt (was auch bei der Heileurythmie ein wichtiges Kriterium der Wirksamkeit ist). Schon früher (Seite 78) wurde gezeigt, dass, wo im Leib Wärme ist, wir selbst anwesend sind und sich so Fremdes weniger ausbreiten kann. Daher ist Wärmebildung überall wichtig, wenn Fremdes wuchern möchte, sei es Krebs, seien es Viren.

Unterstützend wirken aber auch äußere Anwendungen, wie beispielsweise regelmäßige feucht-warme Leberwickel (z.B. mit Schafgarbentee). Durch all das wird die Eigenaktivität und Wärmebildung des Patienten gefördert, er wird immer mehr «Herr im eigenen Haus» – und damit geht oft ein Rückgang oder Verschwinden der Hepatitisviren einher.

Inzwischen haben andere Ärzte das von Prof. Fintelmann begonnene Konzept weiterentwickelt und so weit untersucht, dass es als das Einzige gelten kann, für das neben der Interferonbehandlung durch Studien die Wirksamkeit nachgewiesen wurde. Selbst wenn die Viren nicht endgültig verschwinden, konnte gezeigt werden, dass sich die Leber oft so verbessern kann, dass ein Fortschreiten der Entwicklung zu Leberzirrhose oder gar -krebs aufgehalten wird.[20]

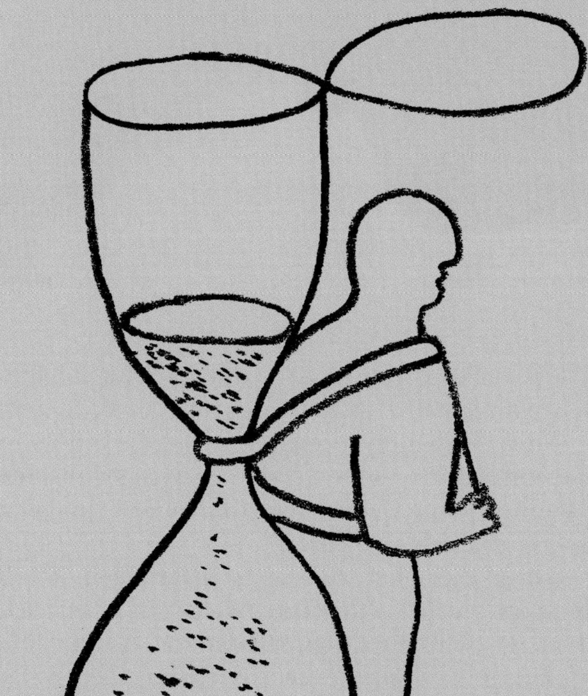

Es wird nicht alles mit dem Alter schwerer

Jeder möchte alt werden, niemand aber alt sein. Stimmt das wirklich?

Manchmal begegnet man älteren Menschen, deren warme, positive Ausstrahlung berührt und uns veranlasst, zu denken: «So möchte ich werden, wenn ich einmal alt bin».

Sicher bringt das Alter häufig Beschwerden und Krankheiten mit sich, die wir im mittleren Alter nicht kannten – und doch müssen diese nicht im Zentrum des Erlebens stehen. Es kann auch Dankbarkeit sein für das Erlebte und die Tatsache, nun von manchen Verpflichtungen entbunden zu sein und auf diese Weise neue Freiheiten zu haben, Neugier auf das Kommende und die Freude daran, Nachkommende ein Stück auf ihrem Weg zu begleiten.

Wie wir gelernt haben, dass Krankheiten im Kindesalter Entwicklungsschritte begleiten, so könnte es doch sein, dass Krankheiten im Alter ähnliche Möglichkeiten darstellen. Solchen Fragen soll in den folgenden Abschnitten nachgegangen werden. Im Hintergrund steht dabei die Gewissheit, dass wir nicht einfach leiblich immer mehr absterben, sondern dass dadurch auch seelische Kräfte frei werden. Und das schließlich der Tod nicht ein Ende bedeutet, sondern einen Durchgang in neue Formen des Seins.

Vom Älterwerden

Bedeutet Alter Verfall und Verlust oder Reifung und Gewinn?

Vor kurzem sagte eine etwa 60-jährige Patientin in der Sprechstunde: «Es ist schon schwer, alt zu werden». Eine andere meinte ein paar Tage später: «Eigentlich geht es mir immer besser, je älter ich werde.» – Offenbar kann man das Altern recht unterschiedlich erleben. Auch wenn ganze Industriezweige «Anti-Aging» versprechen, ist es gar nicht zu verhindern, dass wir täglich älter werden und uns dabei verändern. Zwar wird gesagt, dass auch schon ein Säugling altert und Abbauprozessen unterliegt, aber eigentlich merken wir erst in der Lebensmitte, dass Alterungsprozesse stärker werden als Wachstums- und Erneuerungskräfte.

Während des ganzen Lebens entwickeln sich neue Fähigkeiten, während alte verschwinden

Früher waren wir auf jedes hinzugekommene Jahr stolz. Älter werden bedeutete, jetzt mehr zu können – und vor allem auch zu dürfen als «die Kleinen». Irgendwann registrierte man es dann eher bedenklich, dass wir schon wieder ein Jahr älter geworden sind. Im Sport übertrumpfen uns jetzt die Jüngeren, die Haare werden weniger und grauer, viele uns liebe Menschen sind schon gestorben und wir merken, dass die Jahre, die wir noch auf der Erde sein werden, vielleicht schon weniger sind, als diejenigen, die wir bisher hier verbracht haben – und das sie beschwerlicher werden könnten.

Eigentlich war Wachsen und Älterwerden aber schon immer auch mit Verlusten verbunden. Irgendwann gelang es nicht mehr, den großen Zeh lustvoll in den Mund zu stecken, niemand wirbelt uns mehr durch die Luft, und wären wir noch in der Lage, eine Nacht durchzumachen und sähen wir noch einen Sinn darin? Dafür konnten wir eines Tages selbst laufen und hüpfen, lernten selbst zu lesen, ein Essen zu kochen und waren in so vielem nicht mehr darauf angewiesen, zu warten, bis ein anderer für uns sorgte. Es erfüllte uns mit Stolz, «selber groß» zu sein. War es einstmals von größter Bedeutung, wenn wir wieder ein paar Zentimeter gewachsen waren, so wurde es später wichtiger, wenn wir es gelernt hatten, einen Computer zu bedienen, eine Frau anzusprechen, ohne dabei rot zu werden, oder mit einem in uns aufsteigenden Zorn umgehen zu können, ohne herumzubrüllen oder alles kurz und klein schlagen zu wollen, wie es uns vielleicht in der Pubertät gegangen ist. Die Bedeutung des Leiblichen trat zurück und Seelisches und Geistiges wurde bedeutsamer.

Typische Beschwerde im Alter: Arthrose

Dann kommt der Zeitpunkt, ab dem unser Leib nicht nur ausgewachsen ist, sondern Verfallserscheinungen auftreten. Manchmal kann das die gewonnene seelische Freiheit erheblich beeinträchtigen. So ging es der Patientin, die über das Altwerden seufzte. Die Knie taten ihr weh und ein Orthopäde riet zur Operation. Danach hätte sie für eine Weile an Krücken gehen müssen, aber das schien undenkbar, als plötzlich auch die Schulter weh zu tun begann und sogar das Ankleiden zur Qual wurde. Nun sollte erst einmal die Schulter operiert

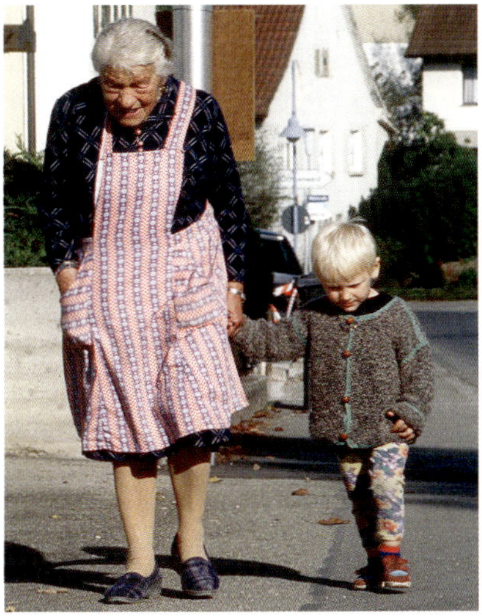
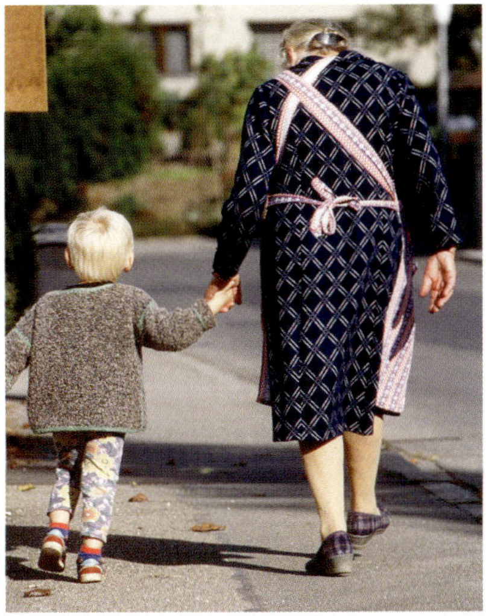

werden, die Knie würde man anschließend in Ordnung bringen. Wie sollte das weiter gehen? Beginnt jetzt alles zu bröckeln? Diese Patientin wollte nicht, dass es immer öfter notwendig würde, dass jemand etwas bei ihr «repariert». Sie wollte selbst etwas tun und begann mit Krankengymnastik. Anfangs ließen das die Schmerzen allerdings kaum zu. Hier half ihr ein Arzneimittel aus der Mistel, einer Pflanze, die immer ein wenig embryonal bleibt. Die Schwere scheint nicht auf sie zu wirken. Kugelrund sitzt sie auf einem Ast und lässt sich vom Baum versorgen wie ein Ungeborenes im Mutterleib. Sie verhärtet kaum und auch ihre Blätter zeigen unverwandelt immer dieselbe Form. Würde ein vergleichbarer Vorgang in uns stattfinden, so wäre er krankhaft. Wir kennen so etwas bei der Geschwulstbildung. Spritzt man die Mistel in geeigneter Zubereitung, dann wird durch die Überwindung ihrer Substanz Wärme hervorgerufen, die Hartgewordenes lockern und beleben kann. Eine «Mistelfähigkeit» kann dann z.B. Gelenken «Verjüngungsimpulse» vermitteln.

Eigenaktivität und Medikamente helfen

Inzwischen macht die Schulter der Patientin kaum noch Beschwerden und auch ihre Knieschmerzen werden wohl einer Mistelbehandlung weichen. Jetzt konnte auch durch die Krankengymnastik recht schnell die alte Beweglichkeit wieder hergestellt werden. Mit Hilfe ihres eigenen Willens und guter Anleitung konnte die Frau Fähigkeiten wieder gewinnen, die ihr alternder Leib von sich aus nicht mehr zur Verfügung stellen wollte.

Unsere Seele und unser innerstes Wesen sind alterslos

Trotzdem: Vollkommen aufhalten lassen sich Altersveränderungen nicht. Aber in der Seele können wir jung, lebendig und beweglich bleiben – der tiefste Kern unseres Wesens ist alterslos. Ich erlebe das oft, wenn ich eine 94-jährige Dame in einem Heim besuche. Ihr Schwerbehindertenausweis bestätigt amtlich eine 100%ige Behinderung. Ein kranker Rücken und mehrere Knochenbrüche schränken ihre Beweglichkeit ein und verursachen Schmerzen, wegen eines starken Schwindels kann sie nur wenige Schritte ohne Hilfe gehen. Dessen ungeachtet ist sie von innerem Feuer durchdrungen, sie weiß besser über Buchneuerscheinungen und politische Entwicklungen bescheid als die meisten Menschen. Ihr Zimmer und der Balkon müssen nicht nur in Ordnung sein, sondern Behaglichkeit ausstrahlen und von der gegenwärtigen Jahres- und Festzeit geprägt sein. Regelmäßig versammelt diese Frau (meist viel jüngere) Menschen um sich, um mit ihnen zu lesen, zu diskutieren, um die innere und äußere Welt besser verstehen zu lernen, aber möglichst auch positiv mitzugestalten.

Irgendwann einmal lösen sich die Willensimpulse aber auch ganz vom Irdischen. Meine älteste Patientin war 103 Jahre alt. Sie hatte jahrzehntelang als Kellnerin gearbeitet. Sie hat dabei ein «gutes Herz» gezeigt, wenn sie hungrigen Menschen, die sich nicht viel leisten konnten, extra große Portionen an Essen zuschob, und sie war berühmt dafür, dass sie unglaublich viele Maßkrüge schleppen konnte. Jetzt aber waren ihre Gelenke steif und unbeweglich geworden und sie wurde ins Krankenhaus geschickt, um durch energische Krankengymnastik wieder beweglich zu werden. Immer lag sie versonnen lächelnd im Bett, wenn man zu ihr kam, und Ärzte, die Untersuchungen an ihr vornehmen wollten, und Krankengymnastinnen, die sie «mobilisieren» wollten, erhielten die stets gleiche Antwort: «I mog ned.» Ohne Klage und Vorwurf wusste sie genau, was sie wollte (und was nicht) und was für sie jetzt richtig war – mit ihrem Leib hatte das nicht viel zu tun. Trotz ihrer Renitenz (wie manche es empfanden) ging man gerne zu ihr und wusste, dass sie eigentlich Recht hatte. Manchmal kam es einem vor, als leuchte schon so etwas wie Himmelslicht in ihrem Gesicht auf.

Wenn die Seele sich auf eine endgültige Lösung vorbereitet, wird der Leib unwichtig

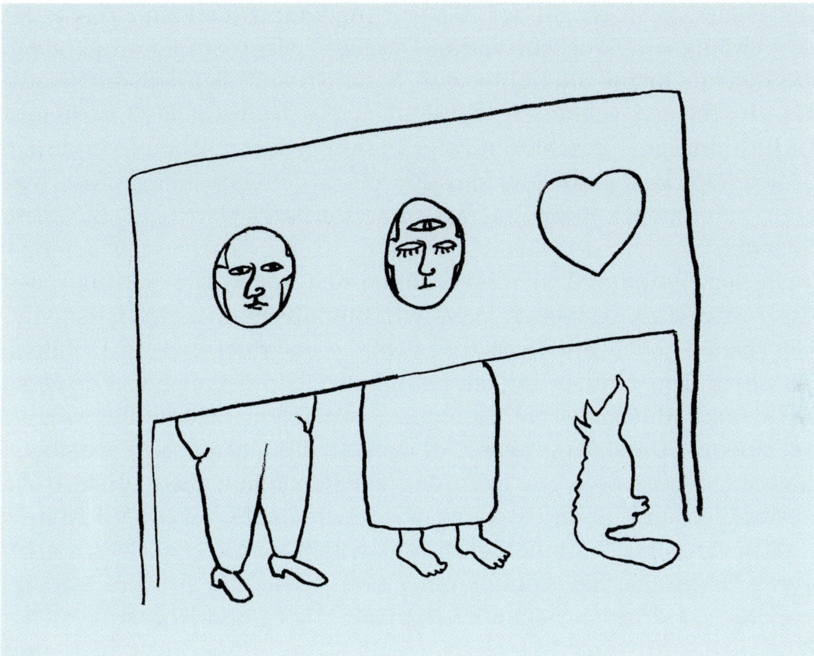

Man sieht nur mit dem Herzen gut …

Ein anderes Sehen

Unser Körper ist keine Maschine

In einer Welt, die von Technik geprägt ist, werden auch die Vorstellungen über unsere Organe oft technisiert. Das Herz sei eine Pumpe, das Gehirn ein Computer und das Auge – ein Fotoapparat. So eingängig diese Bilder sind, so sehr können sie aber in die Irre führen. Am besten passt der Vergleich beim Auge – tatsächlich hat ein Fotoapparat viel, was das Auge vorgebildet hat, und doch kann man auch auf andere Weise vom Auge sprechen. Etwas Kostbares hüten wir «wie unseren Augapfel». So eine Kostbarkeit könnte ein Edelstein sein, ein Kristall. Wer schon einmal einen Bergkristall gefunden hat, der hat erlebt, was für ein beglückendes Erlebnis es ist, wenn mitten im trüben Gestein ein durchsichtiger, ebenmäßiger Kristall aufblitzt. Ein Stein wird nicht dadurch edel, dass er selten ist (vieles Seltene empfinden wir durchaus nicht als edel). Fast immer sind Edelsteine durchsichtig, und meistens steigt mit der Klarheit ihr Wert. Besonders gilt das für den «König der Edelsteine», den Diamant. Man mag kaum glauben, dass er aus nichts als Kohlenstoff bestehen soll, den wir doch sonst als dunkel und schmutzig empfinden. Ein Diamant lässt nicht nur Licht hindurch – geschliffen zeigt er sein «Feuer», scheint von innen zu leuchten und Farben zu sprühen. Auch die Verwandlung von weicher, schmieriger Kohle zu fast unzerstörbarer Härte gleicht einem Wunder.

In uns durchdringen sich Licht und Trübe

In der Antike und in weiten Teilen des frühen Christentums war die Auffassung verbreitet, dass wir mit unserem eigentlichen, unsterblichen Teil – mit Geist und Seele – aus einer ewigen Lichtwelt stammen. Dieser ursprünglich strahlende Teil unserer selbst erschien in dem schweren, undurchsichtigen, «sündigen» Leib, in der Materie «gefangen». Dass aus grober Erde leuchtend klare Kristalle entstehen können, wirkte wie ein Hoffnungszeichen dafür, dass diese Trübe verwandelt und ihrem Ursprung wieder angenähert werden kann. So konnte ein Kristall ähnlich ehrfurchtsvolle Gefühle erwecken wie für einen Orientalen der Anblick einer Lotusblüte, die sich aus schlammigem Wasser mit strahlender Reinheit erhebt und Hoffnung weckt, dass auch wir durch alle Verworrenheit und Trübe unseres Wesens hindurch wieder zum Licht aufsteigen können. Die regelmäßige Anordnung der Blütenblätter des Lotus spricht von den gleichen mathematischen Gesetzen, wie sie der Kundige beim Blick zum Himmel in den Bewegungsgesetzen der Sterne findet.

Licht des Auges

Es ist also kein Wunder, dass unser einziges völlig durchsichtiges Organ, das Auge, als so einzigartiger Ort unseres Leibes gilt.

Man sprach vom «Augenstern» und erlebte das Auge als Tor zur und Spiegel der Seele, deren Lebendigkeit im Leuchten und Blitzen des Auges erlebbar sei. Im Evangelium wird sogar davon gesprochen, dass der ganze Leib vom Auge aus verwandelt wird: «Das Auge ist des Leibes Leuchte. Wenn das Auge klar ist, so wird dein ganzer Leib licht sein.» (Mt. 6, 22)

Das Auge bewahrt Klarheit, die ursprünglich dem ganzen Leib eigen war …

Die geistigen Auffassungen der Antike finden eine Parallele, wenn wir die Geschichte unseres Körpers betrachten: In der frühen Embryonalzeit war er tatsächlich ganz durchsichtig; je näher wir der Lebensfähigkeit auf der Erde kamen, desto trüber wurde er. Nur im Auge können wir die Klarheit bewahren (außerdem finden wir sie noch im

Wasser, in dem das Gehirn schwimmt, und in der Harn produzierenden Niere). Die moderne Forschung zeigt, dass die Durchsichtigkeit vieler Strukturen im Auge wirklich durch eine kristallartige Ordnung seiner Feinstrukturen bewirkt wird, und Eiweiße, die für die Aufrechterhaltung dieser Klarheit unerlässlich sind, erhielten den Namen «Kristallite». – Dennoch gleicht das Auge keinem starren Kristall, seine «Linse» ist geschmeidig verformbar und kann dadurch so eingestellt werden, dass wir in jeder beliebigen Entfernung scharf sehen. Jedenfalls ist das bis etwa zum 40. Lebensjahr so. Dann beginnt die Linse so starr zu werden, dass es immer anstrengender wird, in der Nähe scharf zu sehen – bis wir schließlich an der Anschaffung einer Lesebrille nicht mehr vorbeikommen.

… und verändert sich dennoch im Alter

Äußere Linsen, die wir nach Bedarf wechseln können, müssen die Elastizität der eigenen Linse ersetzen. Übrigens wurden diese früher aus Kristallen – dem klaren Beryll – geschliffen, von dem die Brille ihren Namen bekommen hat.

Der alternde Mensch vermag, was der junge noch nicht vermochte

Nicht nur am Auge merkt man, dass mit 40 Jahren der Leib merklich alt wird, man beginnt, ein alter Mensch zu werden, ein «senex», wie die alten Römer sagten. Der «Senator» leitet sich davon ab, denn ein solcher konnte man frühestens mit 40 Jahren werden, so wie auch

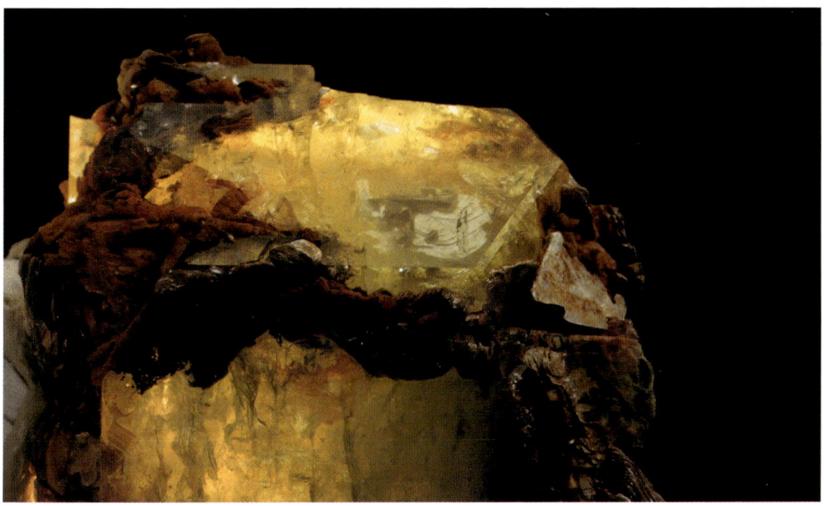

Aus Beryllen – hier ein Kristall aus Kanada – wurden früher Linsen für Brillen geschliffen.

heute noch ein deutscher Bundespräsident nicht jünger sein darf. Erst wenn der körperliche Verfall deutlich wird, bestehen offenbar die Voraussetzungen für seelische Reife und geistigen Weitblick, um für das allgemeine Wohl sorgen zu können.

Grauer Star

Zwei, drei Jahrzehnte später beginnt sich bei nahezu jedem von uns die Linse zu trüben, ein «grauer Star» entsteht. Die Farben der Außenwelt verlieren an Leuchtkraft, Blendungserscheinungen können belästigen, und ein grauer bis brauner Schleier beginnt sich vor die Welt zu legen – bis womöglich gar kein klares Sehen mehr möglich ist.

Eventuell kann eine gute Vitaminversorgung den Prozess der Eintrübung verlangsamen, und immer wieder erlebt man, dass homöopathische und anthroposophische Arzneimittel gut tun. Ganz aufhalten lässt sich der Vorgang aber meistens nicht. So entschließen sich viele Patienten irgendwann zur Operation, und häufig erleben sie, dass sie sich insgesamt lebendiger fühlen, wenn wieder Licht ins Auge dringt.

Schon vor Jahrhunderten konnte man den grauen Star operativ lindern (wenn auch danach häufig Infektionen das Auge zerstörten). Heute ist die Operation komplikationsarm, und durch Einsetzen künstlicher Linsen ins Auge gelingt es, in gewissem Umfang die Funktion der eigenen zu ersetzen.

Es kann einem aber als Tragik erscheinen, dass wir schließlich an keinem Ort des Leibes die ursprüngliche Klarheit aus eigener Kraft bewahren können. Und doch ist das nur die eine Seite, die Seite des Körpers. Dieser wird schließlich ohnehin sterben, und die Vorgänge des Alterns können wie eine Vorbereitung darauf erscheinen. Wiederum kann körperlicher Verfall und Ausbildung innerer Fülle parallel gehen. So hat beispielsweise der Maler William Turner, der als Wegbereiter der Moderne gilt und Zeit seines Lebens von Lichtwirkungen fasziniert war, gerade in jenen Lebensjahren, als sich seine Augen zu trüben begannen, Bilder gemalt, die schließlich aus reinem Licht zu bestehen schienen.

Inneres Licht wird unabhängig vom Organischen

Unabhängig vom äußeren Sehen kann das erlebte innere Licht übermächtig werden. So berichtete eine ältere Patientin, die durch eine Erkrankung plötzlich erblindete, dass sie nicht etwa in eine dunkle Nacht gestürzt war, sondern sie die Fülle des Lichts, das sie erlebte und vor dem sie die Augen nicht verschließen konnte, sie am Einschlafen hinderte. Der als Knabe erblindete Jacques Lusseyran hat seiner Autobiographie sogar den Titel *Das wiedergefundene Licht* gegeben.

Offenbar gibt es ein Licht, für dessen Wahrnehmung wir nicht auf die Augen angewiesen sind. Der Fuchs des kleinen Prinzen spricht davon, wenn er sagt: «Man sieht nur mit dem Herzen gut.» Und Paulus betet für die Epheser: «Er erleuchte die Augen Eures Herzens.» Dabei hat er sicher nicht daran gedacht, dass diese einer «Pumpe» eingesetzt werden sollen …

Wechseljahre
Eine Fähigkeit des Menschen?

Wechseljahre verwandeln Grenzen

Immer wieder wurde ich gebeten, über die Wechseljahre des Mannes zu schreiben. Aber gibt es die denn? Zwar liest man in den letzten Jahren mehr davon, aber meist geht es doch nur darum, dass schließlich etwas verkauft werden soll: Hormone, Vitamine oder ein Seminar. Vielleicht hilft es weiter, zunächst kurz auf die Wechseljahre der Frau einzugehen. Äußeres Zeichen ist das Ausbleiben der Monatsblutung, mit dem die weibliche Fruchtbarkeit erlischt. Ein ähnlich markantes Ereignis gibt es beim Mann jedenfalls nicht. – Viele Frauen fühlen sich den auftretenden Veränderungen hilflos ausgeliefert. Manche haben den Eindruck, dass die Kraft, die bisher die Gebärmutterschleimhaut jeden Monat erneuert hat, jetzt ziellos im Leib «umherirrt» und Unruhe – z.B. Hitzewallungen – stiftet. Die Sexualität erlischt nicht, aber sie verändert sich. Die Schleimhäute werden dünner und verletzlicher. Mit manchem muss man behutsamer, langsamer vorgehen. Das verunsichert, kann aber schließlich eine neue Qualität erschließen. Ein Dünnerwerden der Grenze zwischen außen und innen, ein Verletzlicherwerden gibt es ja auch im Seelischen. Empfindlicherwerden kann sich in ein Feinfühligerwerden verwandeln.

Immer wieder überschreiten wir im Lebenslauf Schwellen – finden Wechseljahre statt

Im Lauf des Lebens gibt es öfter Zeiten, in denen ein markanter Wechsel auftritt. Besonders augenfällig ist der Zahnwechsel. Auch mit ihm hört eine Fähigkeit auf: die, die Zähne bilden zu können. Die jetzt Entstandenen können schließlich nur noch ersatzlos ausfallen. Was passiert mit der Kraft, die bisher daran gebunden war? Traditionell gilt ja der Zahnwechsel als Zeichen der Schulreife. Vielleicht steht die Kraft, die zunächst einen Leibesteil – den Zahn – gebildet hat, nun wirklich verwandelt als eine neue Fähigkeit zu Verfügung?

Ein anderer Wechsel ist die Pubertät. Das sind wirklich Wechseljahre, die diesen Namen auch verdient hätten. Wird nicht der ganze Leib verwandelt, gilt es nicht auch hier ganz neu, seine Position und Rolle zu finden? – Auf den ersten Blick unscheinbarer ist der Zeitpunkt, an dem wir ausgewachsen sind. Wo finden wir diese Kraft, die unsere Leibbildung ermöglichte, verwandelt wieder? Darin, dass eine gewisse Eigenständigkeit im Denken und Urteilen entstanden ist. Wir werden in dieser Zeit mündig und bis in den Bereich des Wahlrechts gelten wir jetzt als selbstständig.

Wenn eine leibliche Zäsur offenbar immer auch mit einem seelischen Wandel und das Ausklingen einer leiblichen Fähigkeit mit dem Aufscheinen einer seelischen Fähigkeit einhergeht, könnte das bei den so genannten «Wechseljahren» ähnlich sein?

Begleitung über die «Schwellen»

In unserer Gesellschaft ist der «erste Wechsel» noch von einem völligen Umsturz des Lebens begleitet. Die Pflicht, jetzt regelmäßig zur Schule zu gehen, das Lösen aus der Familie, aber auch die Chance in Gemeinschaft mit anderen täglich Neues lernen zu dürfen, setzt ganz neue Akzente. Der feierliche erste Schultag mit Schultüte ist für jeden eine Art Übergangsritual. Konfirmation oder Firmung stehen an der nächsten Schwelle. Der folgende Übergang ist dann allerdings doch oft nur noch vom Erwerb des Führerscheins begleitet. Die Wechseljahre schließlich sind gar nicht mehr in einen gesellschaftlichen Zusammenhang eingebettet, schon gar nicht in einen positiven. Schulfähigkeit und Mündigkeit kennen wir alle, welche Fähigkeiten mit dem Klimakterium verbunden sein können, müssen wir aber oft noch entdecken. Es fällt aber auf, dass sehr viele Frauen, die ihre neuen Möglichkeiten entfalten, die nicht dem Verlust nachtrauern, sondern die Veränderungen, die ihr ganzes Leben durchziehen, als Chance zu Neuem begreifen, sich viel wohler damit fühlen als diejenigen, denen eine solche Verwandlung (noch) nicht gelingt.

Haben Frauen den Männern einen Reifungsschritt voraus?

Ja und wie ist es mit uns Männern? Sollen wir nur bis zum Abschluss unseres Längenwachstums in der Lage sein, Leibeskräfte, die nicht mehr gebraucht werden, in seelische und geistige Fähigkeiten zu verwandeln oder gar in etwas, was wir nicht selbst nutzen sondern

Die Wandlungen des Mannes sind verborgener

zur Verfügung stellen? Ist es nicht ungerecht, dass die Frauen uns einen Wandlungsschritt voraus haben? Kein Zweifel, die Fähigkeit des Mannes, leiblich neues Leben schaffen zu können, erlischt später, manche 80-jährigen Väter zeugen davon. Dennoch sind beim Mann gerade die Wandlungen der Geschlechtssphäre oft mit tiefen Verunsicherungen verbunden. Allerdings verlaufen die Veränderungen langsamer, weniger sichtbar als bei den Frauen und es gibt eben keine Zäsur, wie die Menopause, das Fortbleiben der Blutung. Für viele Frauen bedeutet dies ja auch ein Ende allmonatlicher Beschwerden, für viele Männer dagegen, dass ihre Fortpflanzungsorgane, die bisher keine Beschwerden gemacht haben, dies immer mehr tun. Vor allem die wachsende Prostata kann zum Hindernis beim Wasserlassen werden, Harnwegsinfekte – bis dahin vor allem ein Problem der Frauen – treten jetzt bei immer mehr Männern auf. Schon der Begriff des «Nachlassens der Manneskraft» (für das es neben dem Älterwerden viele Ursachen geben kann, die erkannt werden müssen und die behandelt werden können, wie z.B. eine Zuckerkrankheit, die Einnahme eines ungünstigen Blutdruckmittels, eine Arteriosklerose u.v.a.) zeigt, wie sehr sich auch für den Mann ein Umbruch ergibt, der zunächst oft negativ gedeutet wird. Erst allmählich und keineswegs zwangsläufig entdecken viele, dass ein Zurücktreten drängender Triebhaftigkeit neue Möglichkeiten tieferer, umfassenderer und oft schönerer Begegnung schaffen kann. Je mehr das eigene Selbstgefühl allerdings auf leibgebundenen Fähigkeiten beruht, desto verunsichernder ist es zu erleben, dass dieser Leib allmählich «nachzulassen» beginnt. Nicht nur im sexuellen Bereich ist das oft der Fall, auch im Sport, in der Schlagkraft des Gedächtnisses, in der Durchsetzungsfähigkeit, in der Möglichkeit, die ganze Nacht durchzuschlafen und in so vielem anderen. In einer Welt, in der einerseits eine immer längere Lebensarbeitszeit gefordert wird, andererseits auch für viele älter werdende Männer die Konkurrenz der Jungen als Druck erlebt wird, können aus natürlichen Vorgängen, die Teil der Wandlungsprozesse sind, Krankheitsgefährdungen entstehen. Für viele der angedeuteten Beschwerden gibt es Hilfen, durch natürliche und synthetische Arzneien, durch Übungen, durch Änderungen der Lebensführung. Grundsätzlich stellt sich aber die Frage, ob etwas Altes – z.B. durch Gabe von Hormonen oder erektionsfördernden Mitteln – bewahrt werden, oder ob der Wandel zu Neuem begleitet

Will man Altes bewahren – oder zu Neuem aufbrechen?

werden soll. Nachdem festgestellt wurde, dass durch Hormongaben oftmals Krebserkrankungen bei Frauen ausgelöst wurden, muss man allerdings befürchten, dass Männer ähnliche Erfahrungen machen könnten. Das Vorgehen ist nur individuell zu entscheiden, und die Antwort kann für denselben Menschen zu unterschiedlichen Zeitpunkten und je nach Lebenssituation anders ausfallen. Entscheidendes hängt aber auch davon ab, wie weit wir bereit sind, uns in unserer Unterschiedlichkeit in verschiedenen Lebensphasen wechselseitig zu achten, anzuerkennen und Verhältnisse zu schaffen, in denen wir unseren jeweiligen Möglichkeiten entsprechend zufrieden leben können. Vor allem aber kommt es darauf an, wie wir unser Leben anschauen, ob es für uns nur zwischen Geburt und Tod existiert und dann jede Veränderung unseres Leibes uns selbst in unserer Ganzheit bedroht und jedes Nachlassen oder jeder Verzicht ein schmerzlicher Verlust an einmaligem Lebensgenuss sein könnte, oder ob wir uns als ein Wesen erleben, das vor der Geburt war und nach dem Tod sein wird. Dann gehört der Leib zwar zu uns, er ist aber nicht mit uns identisch, dann können wir vielleicht auch erleben, dass die Möglichkeit, eine Fähigkeit des Leibes in eine solche der Seele zu verwandeln, mit dem Ende der Jugend nicht aufgehört hat, dann können wir auch darauf vertrauen, dass diese Verwandlung schließlich noch eine ganz andere und tiefer greifende sein wird, wenn wir mit dem Sterben, das uns zuletzt bevorsteht, den ganzen Leib zurücklassen. Das Älterwerden, die Wechseljahre, können eine Vorübung dazu sein. Wechseljahre sind kein «Vorrecht» der Frauen, sie sind eine Fähigkeit des Menschen.

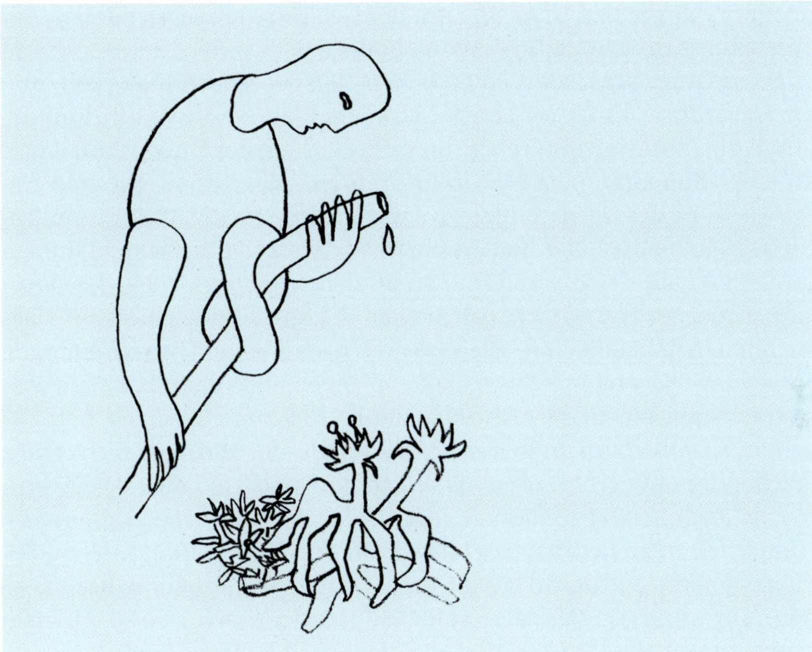

Wenn Männer in die Jahre kommen. Was hilft bei Prostatabeschwerden?

Bei Frauen nehmen beim Älterwerden Unterleibsprobleme ab – bei Männern beginnen sie

Ob es ein Stück ausgleichender Gerechtigkeit ist? Im fortschreitenden Lebensalter kehren sich Probleme mit dem Unterleib zwischen den Geschlechtern um. Während zuvor ihre «Tage» den meisten Frauen Beschwerden verursachten und viele auch unter Blasenproblemen litten, besteht für die meisten ab Mitte 50 weitgehende Beschwerdefreiheit auf diesem Gebiet.

Für viele Männer dagegen beginnt in diesem Alter erstmals eine Wahrnehmung ihres Urogenitalbereiches als Quelle von Mühe und Anlass zu Arztbesuch oder Arzneieinnahme. Während bei einer Frau nach den Wechseljahren die Gebärmutter stark an Größe abnimmt und dies auch z.B. für Myome gilt, die sich in ihrer Muskelwand gebildet haben, beginnt bei Männern jetzt die Größe ihrer Prostata (die im embryologischen Ursprung mit der Gebärmutter verwandt ist), der Vorsteherdrüse, allmählich zuzunehmen.

Komplikationsmöglichkeiten der Prostatavergrößerung

Diese Drüse produziert einen großen Teil der Samenflüssigkeit, und die Harnröhre, durch welche der Urin die Blase verlässt, führt mitten durch die Prostata hindurch. Eine Vergrößerung der Drüse kann daher zu einer Einengung der Harnröhre führen. Dies verursacht eine Abschwächung des Harnstrahles, es dauert länger, bis die Blase geleert ist. Anfangs kann die Blase den erhöhten Widerstand überwinden, indem ihre Muskulatur sich verstärkt. Durch den erhöhten Druck, der dabei zum Entleeren aufgebracht werden muss, kann es aber passieren, dass an einzelnen Stellen die Blasenwand nachgibt und Ausstülpungen entstehen – sogenannte Divertikel – in denen auch dann Harn zurückbleibt, wenn die Blase sich vollständig zusammengezogen hat. Bei weiterer Größenzunahme der Prostata kann der Harn oft nicht mehr vollständig entleert werden, es entsteht «Restharn». Sowohl Divertikel als auch Restharn können vom Urologen durch eine schmerzlose Ultraschalluntersuchung nachgewiesen werden. Hauptproblem der entstehenden «Harnpfützen» ist, dass in ihnen Bakterien wachsen können. Nur wenn die Blase sich vollständig entleert, wird sie so wirksam durchgespült, dass sie «sauber» und dauerhaft keimfrei bleibt.

Normalerweise ist eine Blasenentzündung nur unangenehm (siehe hierzu Seite 70 ff.). Man erkennt sie in erster Linie daran, dass ein Drang zu häufigem Wasserlassen auftritt und es dabei brennt. Bei einer Entleerungsstörung infolge einer Prostatavergrößerung können aber zwei ernsthafte Komplikationen auftreten: Die Entzündung kann auf die Prostata selbst übergreifen. Jede Entzündung geht mit einer Schwellung einher. Das kann man schon bei einem Bienenstich oder bei einer Entzündung durch einen Splitter, den man sich unter die Haut gestochen hat, beobachten. Wenn nun die ohnehin vergrößerte Prostata, die nur noch wenig Platz für die Harnröhre lässt, plötzlich weiter anschwillt, kann es zu einem schlagartigen Harnverhalt kommen. Dann geht kein Urin mehr durch die Harnröhre und schnell treten starke Schmerzen auf. Dies ist auch insofern gefährlich, als infizierter Harn zu den Nieren zurück gestaut werden kann, sodass diese sich ebenfalls entzünden und jetzt sogar Bakterien ins Blut einbrechen können. Dies ist ein bedrohlicher Zustand. Nun hilft neben der Gabe von Antibiotika nur eine rasche Wiederherstellung des

Entzündungen können rasches Handeln notwendig machen

Harnflusses. Dies kann oft durch einen Katheter geschehen, der in die Harnröhre eingeführt wird und diese offen hält, es kann aber auch eine Punktion der Blase durch die Bauchdecke hindurch erforderlich sein. Sind die akuten Erscheinungen beseitigt, muss oft eine Operation angeschlossen werden. Meist genügt es, durch die Harnröhre hindurch die Prostata im Rahmen einer endoskopischen Operation (bei der kein äußerer Hautschnitt notwendig ist) zu verkleinern und den natürlichen Abfluss wieder zu ermöglichen.

Krebserkrankungen können frühzeitig erkannt werden

So weit sollte es nicht kommen. Während für Frauen der Gang zum Gynäkologen meistens lange geübt und selbstverständlich ist, scheuen Männer generell eher Arztbesuche. Erst recht gilt dies, wenn es darum geht, ein Problem im Intimbereich zu besprechen. Es ist schon notwendig, sich bewusst einen «Ruck» zu geben. Wenn ein älter werdender Mann bemerkt, dass sein Harnfluss allmählich immer schwächer wird, sollte er sich mit seinem Hausarzt beraten. Manchmal wird dieser ihn zur genaueren Untersuchung an einen Urologen überweisen, oft kann er aber auch selbst helfen. Nur vergleichsweise selten sind Harnentleerungsprobleme durch eine bösartige Wucherung in der Prostata verursacht. Dies kann heute mit großer Zuverlässigkeit durch eine einfache Blutuntersuchung (die Bestimmung des sogenannten PSA) und evtl. eine Tastuntersuchung geprüft werden. Am weitaus häufigsten ist aber eine gutartige Prostatavergrößerung Ursache der Beschwerden. Eventuell muss noch eine Ultraschalluntersuchung durchgeführt werden, um zu prüfen, ob nennenswerte Restharnmengen vorliegen und wie groß die Vorsteherdrüse wirklich ist. Zumindest dann, wenn die Vergrößerung noch in den Anfangsstadien ist, kann eine Behandlung mit pflanzlichen Arzneimitteln oder sogar durch Veränderung der Ernährung erfolgen.

Einfluss der Ernährung

Schon lange ist bekannt, dass Japaner viel seltener an bös- aber auch gutartigen Prostataproblemen leiden. Wenn sie in die USA übersiedeln und die dortigen Ernährungsgewohnheiten annehmen, so entwickeln sie ähnliche Krankheitsneigungen wie die Amerikaner. Man vermutet, dass der weitaus geringere Fleisch- und Milchkonsum der Japaner vorteilhaft ist und ebenso ihre Bevorzugung von Fisch- und Sojaprodukten. Letztlich weiß man eigentlich nicht, warum sich die Prostata im Alter vergrößert und welchen «Sinn» es hat, dass hier ein umgekehrter Vorgang stattfindet wie bei der Frau. Fest steht allerdings, dass auch beim Mann hormonelle Veränderungen eine Rolle spielen. Da ein Teil der Hormonumsetzungen im Fettgewebe erfolgt, ist es sicher auch aus diesem Grund nützlich, der im Alter zunehmenden Tendenz zum Übergewicht entgegen zu wirken. Soja, aber auch viele andere Pflanzen enthalten hormonartige Substanzen, die nicht nur bei der Prostatavergrößerung nützlich sein sollen, sondern auch bei den Japanerinnen zu einer im Vergleich zu im Westen lebenden Frauen viel geringeren Brustkrebsanfälligkeit führen.

Heilmittel bei Beschwerden

Aber auch von Bewohnern eines anderen Landes kann man lernen: Die Russen sind der Ansicht, dass sie auch im Alter kaum Prostatabeschwerden haben, weil das Kauen gerösteter Kürbissamen als alltägliche Leckerei dort eine ganz übliche Gewohnheit ist. Bei uns werden eher Kürbissamenextrakte aus der Apotheke oder Drogerie gegen Prostatabeschwerden eingesetzt, obwohl eine wohlschmeckende Knabberei eine günstige Alternative darstellt. Auch Kürbiskerne haben eine abschwellende Wirkung, zumindest scheinen sie einer weiteren Vergrößerung in gewissem Umfang entgegen zu wirken.

Auch Brennesselwurzel- und Getreidepollenauszüge sowie Extrakte der Sägepalme können helfen. Schließlich gibt es in der Homöopathie und Anthroposophischen Medizin aber auch bewährte Einzelmittel und Kompositionen (z. B. Berberis/Prostata comp. Glob. oder Berberis/Urtica urens comp. Glob.), die eine deutliche Linderung bewirken können. Hierzu ist es aber erforderlich, fachkundigen Rat einzuholen. Es bleibt letztlich nichts anderes übrig, als dass auch Männer anfangen, von ihren Problemen zu sprechen.

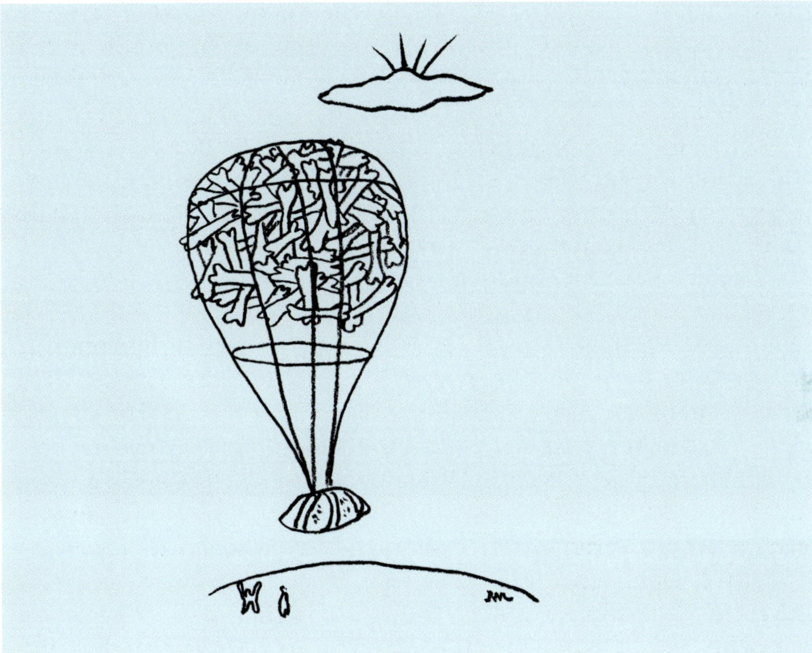

Licht im Knochen
Wie wir der Osteoporose vorbeugen können

Tod und Leben berühren sich im Knochen

Unsere Knochen überdauern nach dem Tod am längsten. Mit ihrer Härte gleichen sie einem toten Stein. Man könnte glauben, dass sie fest und unveränderlich wären. Eigenartigerweise wird das Flüssigste, Ungeformteste und Beweglichste in uns, unser Blut, im Innersten der Knochen, im Knochenmark, gebildet. Blut ist ein Symbol für Leben, die Knochen sind ein Zeichen des Todes und doch hängt beides miteinander zusammen.

So unveränderbar starr sind die Knochen auch gar nicht. Wer jeden Tag nur mit dem rechten Arm Hanteltraining macht, wird nicht nur einen immer mächtigeren Bizeps entwickeln, auch sein rechter Oberarmknochen wird mit der Zeit immer kräftiger werden. Er wird dort dicker, wo unser Wille stärker im Leib wirkt. Wenn unser Wille sich

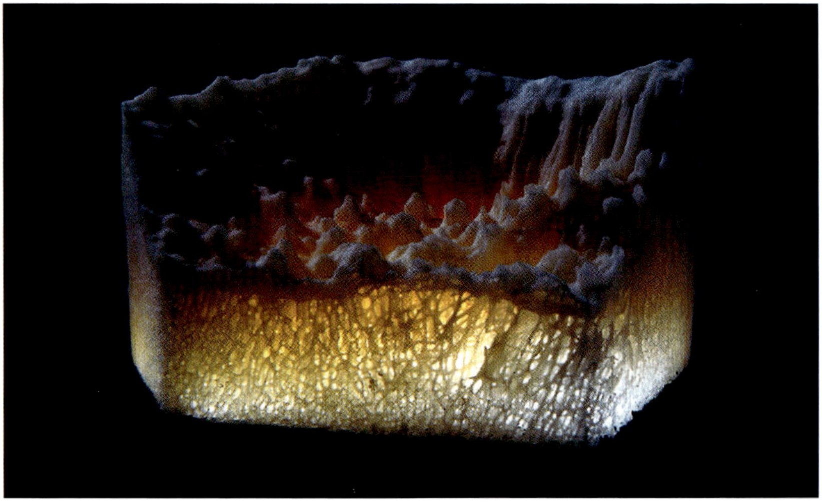

Wachstumsfuge eines Schienbeins – die Knochenbälkchen gleichen feinen Strahlen

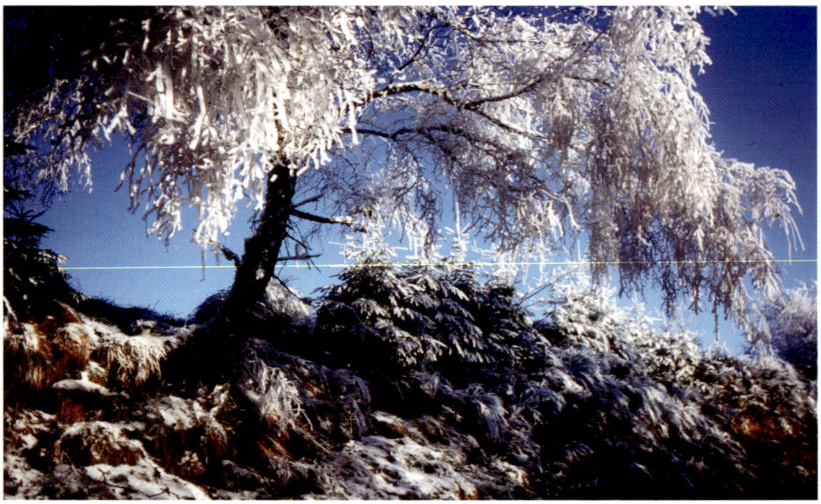

Licht und Bewegung «ernähren» die Knochen

in einem Glied betätigt, wird dort unser Blut aktiv. Messbar steigen Durchblutung und Wärme schon bevor sich der Muskel zusammenzieht. Wenn der Wille andauernd eine Region unseres Leibes besonders beansprucht – z.B. weil wir ein Handwerk oder eine Sportart

Die Knochen sind mit der Erde verbunden

ausüben –, so prägt sich dies schließlich in die Form unserer Knochen ein. Das gilt auch umgekehrt: Wenn unser innerstes Wollen nichts mit dem Leib zu tun haben will, dann werden die Knochen schwächer. Eine Willenslähmung durch eine Depression kann so zur Knochenerweichung führen, aber auch eine anhaltende Trauer nach Verlusten, die uns ein Dasein auf der Erde nichts mehr Wert erscheinen lassen. Je mehr wir uns die Bewegung vom Auto abnehmen lassen und den Tag sitzend verbringen, desto «unwichtiger» und zarter werden unsere Knochen. Besonders stark erleben dies Raumfahrer, die eingezwängt auf engem Raum nicht einmal die Schwerkraft überwinden müssen. Schon nach wenigen Wochen Schwerelosigkeit haben sich ihre Knochen so aufgelöst, dass diese auf der Erde leicht brechen können – Osteoporose ist entstanden. Lange Bettruhe hat die gleiche Wirkung, selbstverständlich ebenso ein Leben, das sich zwischen Schreibtisch und Fernseher abspielt. – Auch die Nahrung hat Einfluss. Wir werden noch sehen, dass gar nicht in erster Linie das Kalkangebot entscheidend ist. Es konnte gezeigt werden, dass bei Kindern und Jugendlichen die Knochenbruchrate direkt proportional dem Genuss von Cola- und Erfrischungsgetränken ist. Die enthaltene Phosphorsäure wirkt Knochen entkalkend. Wahrscheinlich hat eine übertriebene eiweiß- und zuckerhaltige Nahrung eine ähnliche Wirkung.

Wenn man von Becken und Kopf absieht, so gleichen die Knochen einem Strahl – anders als die rundliche Form unseres Körperstammes. Auch im Inneren haben sie etwas Strahliges in Gestalt der Knochenbälkchen, die sich miteinander verflechten, sich geradlinig in die Schwerewirkung hineinstellen und diese abfangen. Sie sind es, die vor allem bei einer Osteoporose schwinden. Wenn diese voranschreitet, entsteht eine erhöhte Neigung zu Knochenbrüchen, die bereits ohne Gewalteinwirkung erfolgen und sogar spontan auftreten können, wodurch die Wirbelknochen langsam in sich zusammensinken können. Das ist der Grund, weshalb manche Menschen im Alter klein und gebeugt werden.

Knochen leben von Licht und Last

Während wir als Gesunde selbst wie ein Strahl uns gegen die Schwerkraft von der Erde, auf der wir stehen, zum Himmel aufrichten, werden wir durch eine Osteoporose paradoxerweise gerade dadurch, dass unsere Knochen immer leichter werden, immer mehr in die Schwere gebannt. Tatsächlich hat dies auch etwas mit der Sonne und ihren Strahlen zu tun. Ihr Licht wird in unserer Haut in Vitamin D verwandelt, das wir brauchen, um unsere Knochen aufbauen und mit dem Kalk umgehen zu können, der in uns nicht einfach abgelagert werden darf wie im Panzer einer Muschel, sondern zu feinen Strahlen im Innern unserer Knochen gestaltet werden sollte. Menschen, die z.B. in einem Pflegeheim weitgehend bewegungslos liegen und nie ans Tageslicht kommen, lösen erschreckend rasch ihre Knochen auf. Die Frauen, die hoch aufgerichtet in der Wüste Wasserkrüge auf ihrem Kopf balancieren, erkranken nicht an Osteoporose (obwohl ihre Nahrung oft wenig Milchprodukte enthält). Osteoporose ist auch gar nicht in erster Linie ein Problem des Mangels an Substanz – viele Patienten mit dieser Krankheit haben eine Menge Kalk in sich, er hat sich aber in ihren verkalkenden Gefäßwänden abgelagert wie in einer Muschelschale und ist nicht fein gestaltet gegen die Schwere gestellt.

Heilmittel gegen Osteoporose

Jetzt ist deutlich, was wir zur Vorbeugung und Behandlung der Knochenentkalkung tun können: Immer wenn wir unseren Leib mit unserem Willen ergreifen, wenn wir Schwere überwinden, uns zwischen Erde und Himmel stellen, wenn wir Licht in uns aufnehmen, dann gestaltet und kräftigt das unsere Knochen. Ein täglicher, mindestens halbstündiger Spaziergang am Tageslicht ist ausgezeichnet. Noch wirksamer kann Heileurythmie sein, die bewusst den Leib ergreift und in eine seelisch geführte Bewegung bringt, wobei z.B. das Gefühl entstehen kann, wie mit Licht erfüllt und in die Leichte gehoben zu sein. Arzneimittel, welche den lebendigen Aufbau unserer Knochen anregen und beispielsweise mit Hilfe von potenziertem Phosphor (das heißt auf Griechisch «Lichtträger») innere Lichtqualitäten anregen (z.B. Agaricus comp./Phosphorus/Weleda oder Conchae comp./ Wala), können unterstützend wirken. Manchmal müssen Knochen entkalkende Erkrankungen wie Nieren- oder Schilddrüsenstörungen behandelt werden. Letztlich prägt sich aber unser innerstes Wollen und Handeln in die Knochen. In erster Linie sind wir nicht davon abhängig, von außen behandelt zu werden. Wir können selbst mit jedem Schritt und mit jeder Handlung, die wir vollbringen, und mit unserer Haltung, die erscheint, wenn wir uns kräftig auf die Erde stellen und gleichzeitig zum Himmel streben, mit dem Licht das wir aufnehmen und das wir innerlich freisetzen, etwas dafür tun, dass wir feste Knochen haben, solange wir sie brauchen. Wenn gegen Ende unseres Lebens dann allmählich das «Interesse an der Erde» nachlässt, ist eine gewisse Abnahme der Knochenschwere schließlich ganz normal, so wie es normal war, dass wir zu Beginn des Lebens weiche Knochen hatten, die sich erst allmählich verfestigten. Krankheit und Leiden muss daraus aber nicht entstehen.

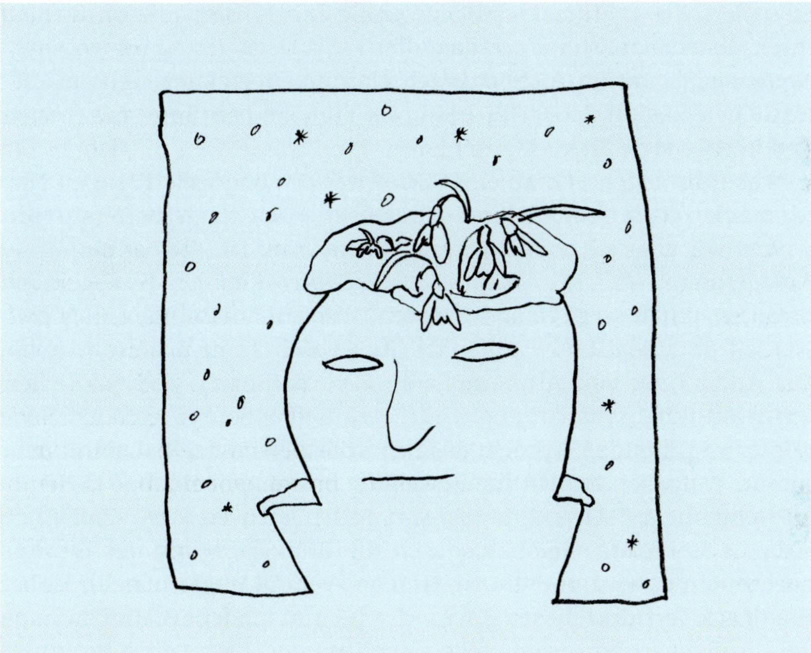

Ablagerung im Alter – Was ist Demenz?

Immer mehr Menschen erleben, wie ihre doch bisher so tüchtigen Eltern «nachlassen», sie immer wieder von denselben Ereignissen berichten, sich nichts mehr merken können, sich in fremder Umgebung schlecht zurechtfinden, bis schließlich klar wird: Das ist kein normaler Alterungsvorgang, hier liegt eine Krankheit vor. Und vielen graut es davor, dass sie im Alter ebenfalls an einer Demenz leiden

Schon seit Menschengedenken gibt es Demenz

könnten. – Neu ist dieses Kranksein im Alter nicht, schon bei den «alten» Ägyptern wurde beklagt, dass «der Geist vergesslich (wird), er kann sich nicht mehr an gestern erinnern. (…) was das Alter aus dem Menschen macht, ist der Übel ärgstes.» Allerdings erreichten früher nur wenige Menschen ein Alter, in dem eine Demenz häufig auftritt. Heute ist das anders: Mehr als 20 % der 85- bis 89-Jährigen und nahezu 40 % der über 90-Jährigen sind davon betroffen. Und doch gibt es auch in dieser Altersklasse eine große Zahl geistig außerordentlich reger Menschen. Früher galt das Alter als Voraussetzung für Weisheit. Heute sieht man im Alter dagegen eher einen sozialen und gesundheitlichen Risikofaktor. Das bestimmt manche politische Diskussion und kränkt viele ältere Menschen.

Ablagerungen, die dem lebendigen Stoffwechsel entgleiten

Was führt eigentlich zu einer Demenz? Die häufigste Form ist eine Alzheimer-Erkrankung. Trotz immenser Forschungsanstrengungen wissen wir über sie noch zu wenig. Sicher aber ist, dass es bei ihr zu Ablagerungen von Eiweißkörpern im Gehirn kommt, die eigentlich nicht krankhaft sind, es aber werden, wenn sie nicht mehr abgebaut werden und sich daher anhäufen. Zusätzlich können diese Eiweiße zur Anhäufung von Aluminium im Gehirn führen, was möglicherweise krankheitsverstärkend wirkt, während andererseits Metalle wie Kupfer so gebunden werden, dass sie in den Nervenzellen nicht mehr für ihre Aufgaben zur Verfügung stehen. Eine andere häufige Demenzform beruht auf Depotbildung von Fettsubstanzen und schließlich Kalk in den Blutgefäßen, wodurch die Blutversorgung des Gehirns beeinträchtigt wird und die eigentliche «Verkalkung» entsteht. Hoher Blutdruck verstärkt diesen Vorgang. Vitaminmangelzustände können zur Anreicherung eines gefäßschädigenden Stoffwechselprodukts führen, was die Fettablagerung unterstützt. Seltener liegen Metallniederschläge (z.B. von Kupfer) in Gehirnzellen vor oder – noch seltener – werden bei der Creutzfeld-Jakob-Erkrankung (die mit BSE verwandt ist) wiederum nicht auflösbare Eiweiße gebildet.

Im Gesunden darf es nie (wie z.B. in der Natur bei der Kristallbildung) zu Ablagerungen kommen, bei der nur die Substanzeigenschaften über den Prozess bestimmen. Im lebenden Menschen können Stoffe in einem «kolloidal» genannten Zustand gelöst gehalten werden, die im Reagenzglas als Kristalle zu Boden sinken würden. Im Lebendigen wird dies so lange verhindert, bis Ablagerung (oft nur vorübergehend) an einem ganz bestimmten Ort gebraucht wird. Selbst bei der Knochenbildung ist die Kalkeinlagerung sehr genau geregelt, damit sie den aktuellen Bedürfnissen des Gesamtorganismus entspricht. In den genannten Fällen einer Demenzerkrankung dagegen fällt Substanz aus dem lebendigen Gleichgewicht von Aufbau und Abbau heraus, sie wird unlöslich und häuft sich chaotisch als mineralartig-tote Ablagerung an, die feine innere Struktur des Gehirns wird gestört und seine Funktion getrübt. Vor allem Merkfähigkeit und Denken werden zerrüttet. Auf der Ebene des Fühlens bleiben die Patienten aber bis in fortgeschrittene Krankheitsstadien erreichbar. Das Empfinden des Fähigkeitsverlustes oder gar von Spott kann aber leicht zur Ursache tiefen Schreckens, von Aggressivität und Depression bei den Betroffenen werden.

Seelisches Empfinden bleibt erhalten während Merkfähigkeit zurück geht

Dass ein Verlust an Lebendigkeit eine Rolle spielt, wird auch bei solchen Demenzkrankheiten deutlich, die Folge ärztlicher Maßnahmen sind, die eigentlich dem Wohl des Patienten dienen sollen. Bei ausgedehnten Krebserkrankungen ist manchmal eine Chemotherapie oder eine Hirnbestrahlung nötig. Dies sind Behandlungen mit – notwendigerweise – stark abtötender Wirkungsrichtung. Untersucht man danach z.B. Konzentrationsvermögen und Merkfähigkeit genau, so zeigen sich meistens Beeinträchtigungen, die glücklicherweise im Alltag oft zu kompensieren sind. Gerade wenn diese Behandlungen so erfolgreich sind, dass die Patienten noch lange leben, ist aber häufiger eine frühzeitige Demenzentwicklung zu beklagen.

Beeinträchtigung nach Chemotherapie oder Bestrahlung

Leider gelingt es bisher meistens nur unzureichend, eine schon entstandene fortgeschrittene Demenz zu heilen. Ermutigend ist es aber, dass eine Reihe von Pflanzen Linderung versprechen: Extrakte aus dem Ginkgo-Baum haben eine nachgewiesene (wenn auch begrenzte) Wirkung. Dieser Baum hat sich, wie wir von Fossilienfunden wissen, seit Jahrmillionen in seiner heutigen Form erhalten und ist so lebenskräftig, dass er nach den fürchterlichen Atombombenwirkungen in Japan sogar in hoch verstrahlten Regionen, in denen sich kein anderes höheres Leben mehr zeigte, wieder austrieb. In der anthroposophischen und homöopathischen Medizin haben beispielsweise Christrose und Schneeglöckchen eine gewisse Bedeutung in der Demenzbehandlung erlangt. Beide entfalten eine solche Lebenskraft, dass sie schon im Schnee zu blühen beginnen, sie also in einer um sie herum erstarrten und kristallisierten Welt Lebendigkeit entfalten, wobei sie so viel

Pflanzen können der Kristallisation entgegenwirken

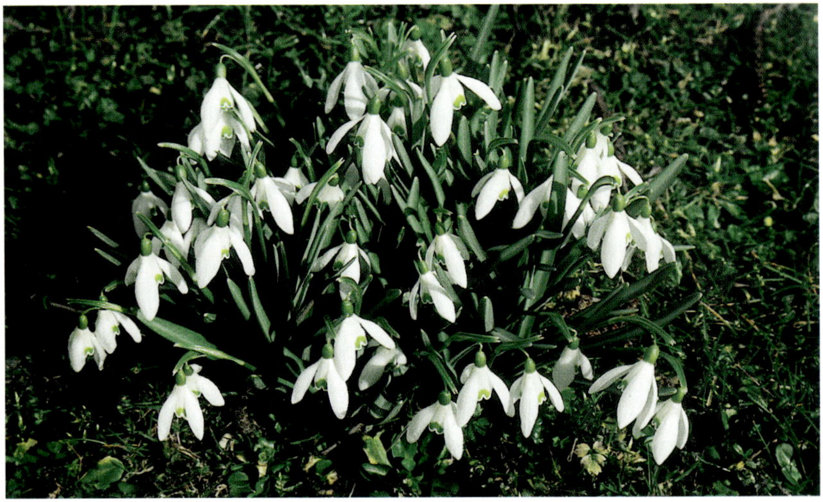

Winterblüher wie Schneeglöckchen, Christrose und Mistel wirken Erstarrung entgegen.

Wärme freisetzen, dass einige Millimeter um sie herum der Schnee zu schmelzen beginnt. Die Christrosenblüte bleibt so nah am Leben, dass sie nicht abfällt wie andere Blüten, sondern schließlich grün wird wie ein übliches Laubblatt. In den Schneeglöckchenblüten finden wir sogar kleine grüne Flecken, was für eine Blüte sehr ungewöhnlich ist. Eigentlich entfernt diese sich sonst von der Lebendigkeit der Blätter, deren Grün Sonnenwirkungen aufnimmt und so zur Grundlage des Aufbaus lebendiger Substanz wird. Inzwischen ist aus dem Schneeglöckchen sogar ein Wirkstoff isoliert worden, der jetzt im Labor gentechnisch produziert und von der Pharmaindustrie zur Linderung der Alzheimer-Demenz angeboten wird. In dieser Form entfernt er sich allerdings wieder von der ursprünglichen Lebensnähe.

Es gibt eine Reihe weiterer Mittel zur Linderung von Demenzerscheinungen – solche aus der chemischen Retorte und solche aus der Natur. So können bestimmte Mineralien und Metalle, die durch den Vorgang der Potenzierung selbst erst kolloidal löslich gemacht werden müssen, helfen, oder auch potenzierte Organpräparate der anthroposophischen Medizin. Besonders sind es aber seelische und geistige Übungen, die Begleitung von Erkrankten und ihren Angehörigen sowie eine angemessene Umgebungsgestaltung, die weiterhelfen.

Der erste entscheidende Schritt aber ist es, zu erkennen, dass eine solche Krankheit vorliegt, und den ohnehin immer unsichereren Menschen nicht zu tadeln, zu verurteilen oder gar zu verspotten, weil er «nachlässt». Viele Hausärzte können bei der Diagnose einer Demenz helfen, zur genauen Abklärung bedarf es meistens eines Nervenarztes oder eines Fachmanns für Altersmedizin (Geriaters), die auch in manchen Spezialambulanzen («Gedächtnissprechstunde») tätig sind. Es ist wichtig, zu verstehen, was vorliegt, eine Verkennung kann tief verletzen, weshalb Shakespeare den greisen (80-jährigen) König Lear sprechen lässt:

Eine Gedächtnisschwäche erkennen kann seelischen Verletzungen vorbeugen

Spottet meiner nicht! –
Ich bin ein schwacher, kindscher alter Mann (…)
Ich fürchte fast, ich bin nicht recht bei Sinnen.
Mich dünkt, ich kenn' euch, kenn' auch diesen Mann.
Doch zweifl' ich noch, denn ich begreif' es nicht,
An welchem Ort ich bin; all mein Verstand
Entsinnt sich dieser Kleider nicht, noch weiß ich,
Wo die Nacht ich schlief. Lacht nicht über mich!

Wenn man sich selbst verloren geht – vom Umgang mit Demenzpatienten

Wo bist du hingegangen?

Zuvor wurden die Vorgänge der Demenzentstehung und Ansätze ihrer Behandlung dargestellt. Beim Fortschreiten der Erkrankung kann es zu so schweren Beeinträchtigungen kommen, dass manchmal die Frage aufgeworfen wird, was von dem Wesen des betroffenen Menschen denn dabei übrig bleibt. So wie ich einen Finger bewegen möchte und dieser das dann tut, so will ich mich an etwas erinnern oder einen Gedanken fassen, und mein Gehirn ermöglicht mir dies. Aber ich selbst bin ebenso wenig ein Produkt meines Fingers wie meines Gehirnes, beide gehören nur zu mir. Allerdings stützen wir unser Selbstempfinden stark auf unsere Fähigkeiten, und gerade diese schwinden im Verlauf einer Demenz oft weitgehend. Besonders unheimlich ist es, dass mit nachlassender Merkfähigkeit der Zugang zu unserer eigenen Vergangenheit aber auch zur Vorgeschichte einer gerade erlebten Si-

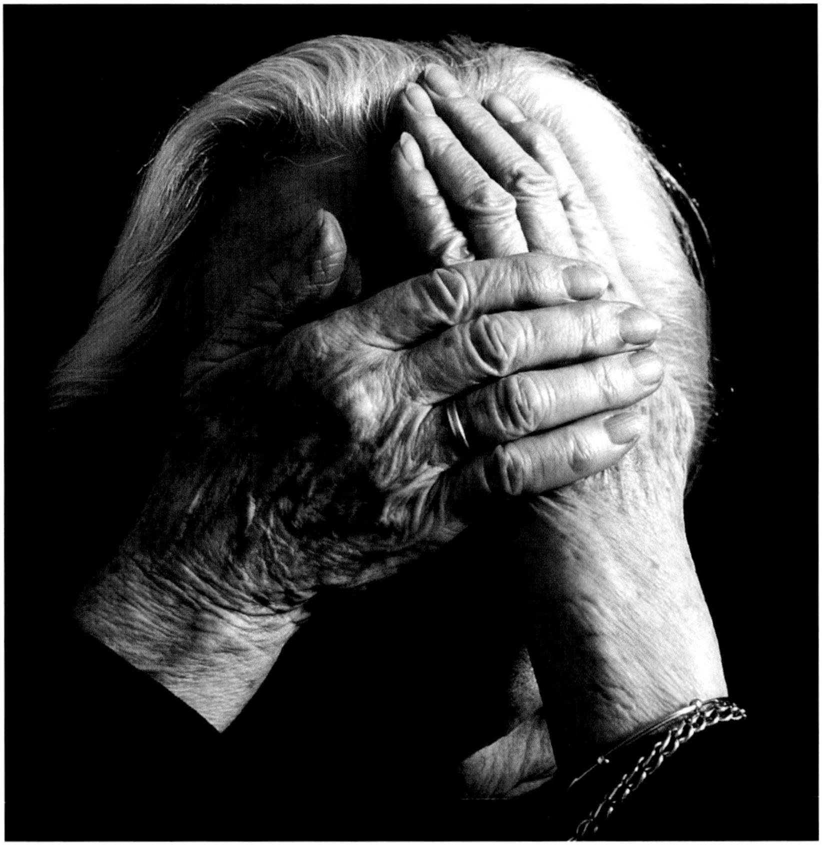

tuation immer schwieriger wird. Daraus folgt, dass der Mensch in seinem Wesenskern durch die Krankheit nicht verändert ist und weiter seine volle Würde behält und geachtet werden muss, andererseits aber auch, dass vor allem der Betroffene, aber auch seine Freunde und Angehörigen durch den Verfall tief verunsichert werden. Wenn es zunehmend schwierig wird, die Vorgeschichte der Gegenwart zu erfassen, dann wird diese rätselhaft und unverständlich, meist springen zur Überbrückung der Kluft lange geübte seelische Mechanismen ein.

Ein immer schon misstrauischer Mensch «weiß» dann, dass ihm der Geldbeutel, den er verlegt hat, «gestohlen worden ist», ein selbstkriti-

Einseitigkeiten können sich noch verstärken

scher Mensch wird den Eindruck haben, vollkommen zu versagen und womöglich eine Depression entwickeln, und wer immer schon Fehler eher bei anderen gesucht hat, behauptet z.B. «der Mann da hinten hat mir in die Hose gemacht!». Was uns im Umgang mit dementen Menschen bizarr erscheint, ist oft einfühlbar, wenn wir uns ihre Situation vergegenwärtigen. Es lohnt sich, einmal zu überlegen, zu welcher Art von Realitätsverkennung wir wohl selbst neigen würden, wenn wir uns nichts mehr merken könnten. Ein solches Gedankenexperiment kann Anlass dafür sein, an den eigenen «Ecken und Kanten» zu arbeiten, damit nicht zu große Einseitigkeiten bestehen, wenn eines Tages unser eigenes Gedächtnis und Urteilsvermögen nachlässt.

So verrückt die Äußerungen mancher dementer Patienten scheinen mögen, sie entspringen doch dem Bedürfnis, einem Erlebnis Sinn zu geben. So fragte eine demente Dame, nachdem es ihr bei hartnäckiger Verstopfung endlich gelungen war, ihr Geschäft zu verrichten: «Was ist es denn, ein Mädchen oder ein Bub?», weil sie die eigene Leibesempfindung an die Geburt ihrer Kinder erinnerte.

Würde im Leben erhalten

Der Psychiater Viktor E. Frankl bemerkte, dass es das allergrößte Bedürfnis ist, Sinn im Leben zu erfahren. Essen und Trinken sind weit eher zu entbehren. Deshalb ist ein passives Dasein in einem Pflegeheim – auch bei optimaler Versorgung des Leibes – oft so unmenschlich, und deshalb sterben viele Patienten auch rasch nach einer Heimaufnahme. Es gibt aber auch Heime, deren Ziel nicht nur darin besteht, dass ihre pflegebedürftigen Bewohner wohl genährt und sauber gewaschen sind, sondern die auch darauf achten, dass diese sich als vollwertige Menschen erleben können. Dazu kann beitragen, dass sie so selbstständig wie möglich sein können. Es erfordert mehr Zeit, wenn eine Schwester beim Anziehen oder Waschen nur assistiert, sie ermöglicht damit aber einen höheren Grad an Selbstbestimmung. Die «Effizienz» eines Heimes mag scheinbar unter einer solchen Beteiligung der Bewohner leiden, sie ermöglicht aber die Erfahrung, nützlich und hilfreich zu sein. Karotten voller Erde und ungeschälte Kartoffeln erklären sich selbst. Um zu wissen, was mit ihnen zu tun ist, brauche ich mich nicht erinnern können, was vor einer halben Stunde war. Farbig gestaltete Gänge können die Orientierung erleichtern, und Achtung vor der Würde der Bewohner kann auch darin bestehen, zu tolerieren, wenn zwei Menschen in einem Bett liegen – wenn beide dies so wollen. Sehr hilfreich ist es, wenn ein dementer Patient, der nicht mehr selbstständig allein leben kann und auch nicht in einer Familie eingebettet ist, statt in ein Pflegeheim in eine betreute Wohngemeinschaft aufgenommen wird, wo er die Fähigkeiten, die ihm zur Verfügung stehen, einbringen kann.

Wenn man sich selbst verloren geht

Aber auch für einen Menschen mit fortgeschrittener Demenz gibt es Hilfen: Ein schwer gedächtnisgestörter Patient, der mich mal für einen Mitarbeiter seines ehemaligen Betriebes, mal (wegen des weißen Kittels) für den Friseur hielt, vertraute mir eines Tages an: «Wissen Sie, ich gehe mir selbst immer verloren. Aber meine Frau und mein Sohn, die können mich finden und dann geht es mir gut.» Diese vertrautesten Menschen erreichten ihn und schufen bei ihren Besuchen eine Atmosphäre, in der er sich selbst unversehrt erleben konnte.

Aber auch Fremde, selbst Demente untereinander können sich helfen, z.B. in Gruppen zur «Erinnerungstherapie». Dabei geht es nicht um ein Gedächtnistraining, das den Kranken manchmal zu sehr mit seinen Defiziten konfrontiert, sondern (z.B. durch Betrachten alter Bilder, durch Singen von Kinderliedern) um die Aktivierung gemeinsamer Erinnerungen. Oft ist die weit zurückliegende Vergangenheit fassbarer, manchmal ergeben sich zwischen abgestumpft wirkenden Menschen lebhafte Gespräche über ihre Kindheit oder die Erfahrungen in schweren Zeiten.

Kunst kann helfen, sich weiterhin als Gestaltender zu erleben

Gerade die Kunst bietet einen Sinnzusammenhang in sich selbst. Im Rahmen einer Kunsttherapie kann sich ein Dementer wieder als Gestalter erleben, auch wenn ihm die Gestaltung seines Lebens, ja seines Leibes entgleitet. So kann beim Plastizieren Verwirrung überwunden, Zentrierung und Ordnung erreicht werden. Manchmal wird die räumliche Orientierung auch besser, wenn es gelungen ist, Proportionen einer Gestalt richtig zu fassen, und es kann für einen Menschen, der sich schon lange von fremder Hilfe abhängig fühlte, beglückend sein, wenn es ihm gelingt, z.B. ein Tier zu schaffen, das er lieb hat oder das er einem Enkel schenken kann. Das gelingt natürlich nicht, wenn lediglich ein Tonklumpen vor den Patienten gelegt wird.

Es bedarf eines begleitenden Menschen, der sich Zeit nimmt, der das Problem des Kranken erfassen und ihm helfen kann, der ihn findet, damit es gut wird.

Auch durch Bewegungsbehandlung (z.B. durch Eurythmie) kann die Orientierung gefördert werden. Musik kann dort einen Zugang schaffen, wo die Sprache versagt, und in späten Stadien, in denen manchmal der Kranke nur noch scheinbar abwesend im Bett liegt, erleben wir, dass er sich entspannt, ein Lächeln erscheint und er uns anblickt, wenn wir ihn mit einem Öl einreiben, dessen Duft er liebt, oder ein Gebet sprechen, das ihm vertraut ist.[21]

Das Leben bleibt sinnvoll

Selbst dann, wenn kein Gespräch mehr möglich ist, wenn alle Leibesfunktionen unkontrollierbar werden, der Kranke nichts mehr leisten kann, hat sein Leben Sinn, kann er wertvoll für seine Umgebung sein. So wurde ein Nachbar immer merkwürdiger, vergaß vieles, verlief sich immer häufiger, verwickelte sich in eigenartige Gedanken, die ihn quälten, und konnte sich schließlich nicht mehr selbst versorgen. Alle Angehörigen waren schon vor Jahren gestorben. Eine Freundin ergriff die Initiative und organisierte eine Betreuung durch Freunde, Gemeindemitglieder, Nachbarn und professionelle Helfer. So konnte er in seiner vertrauten Umgebung bleiben. Nach seinem Tod brachten Nachbarskinder Blumen, eine Kerze brannte neben ihm, und während immer wieder ein anderer neben ihm saß, betend oder still für sich Abschied nehmend, sammelte sich ein immer größerer Kreis von Menschen in seinem Wohnzimmer, um über das gemeinsam Erlebte zu sprechen. Trotz des Abschieds war eine freudige Stimmung zu spüren und alle waren sich einig: Gerade die Hilflosigkeit dieses Menschen hat uns zusammengeführt, auch wenn wir sonst nichts miteinander zu tun gehabt hätten. Wir haben Nähe zueinander entwickelt und erlebt, dass wir gemeinsam eine Situation bewältigen können, die jeden Einzelnen überfordern würde, wir haben die Hoffnung entwickelt, dass wir es durchstehen können, wenn uns ähnliches Unglück treffen sollte – wir sind ihm dankbar.

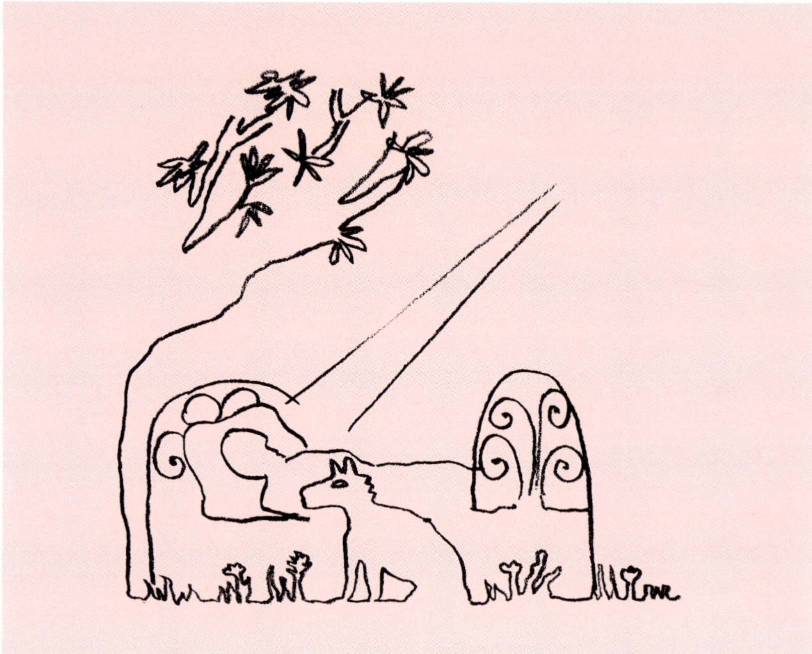

Vom bewussten Übergang – das Sterben und seine Begleitung

Von vielen Gesundheits- und Lebensfragen ist in diesem Buch die Rede gewesen, kaum etwas davon hat für jeden von uns Bedeutung. Von einem aber, das auf uns alle zukommen wird, war bisher nie die Rede: vom Sterben. Darüber spricht man nicht gern. Man kann ohnehin nichts daran ändern. Und: Sterben ist etwas sehr Trauriges. Wenn ein geliebter Mensch stirbt, ist er nicht mehr bei uns, wir entbehren ihn, wir können ihm nichts mehr Gutes tun, wir können dem, was gewesen ist, nichts hinzufügen.

Dass wir selbst sterben werden, macht Angst. Wird es ein «Danach» geben – unser Sterben qualvoll sein? Können wir alles lassen, was uns jetzt so wichtig ist, und wie werden unsere Lieben damit zurecht kommen, wenn wir sterben? Lieber tun wir so, als beträfe uns dieser

Bereich des Lebens gar nicht, denken nicht daran, dass er auch für uns einmal Wirklichkeit werden wird.

Wir entbehren heute Erfahrungen mit dem Sterben – das verstärkt die Angst

Märchen erzählen uns vom bewussten Zugehen auf den Tod: «Und als er fühlte, dass seine Stunde gekommen war, rief er seine Söhne, segnete sie und sprach zu einem jeden von ihnen …». Unsere Großeltern können uns häufig berichten, dass sie so etwas noch selbst erlebt haben, dass sie Menschen gekannt haben, die bei Zeiten ihr Totenhemd genäht haben und alle zu sich riefen, als sie fühlten, dass es so weit war. Damals erlebten die meisten Menschen vor ihrem eigenen Tod, den naher Menschen mehrfach mit. Heute ist das anders. Meistens wird im Krankenhaus gestorben, oft an Maschinen, welche die Grenze zwischen Leben und Tod verwischen. Intensivpflege ist oft wichtig, um noch einmal ein Wiedereintreten ins Leben zu ermöglichen, aber sie entzieht den Tod auch unserer Erfahrungswelt. Als Hausarzt habe ich immer wieder mit dem Sterben zu tun. Mir ist es wichtig, dass meine Patienten zuhause sterben können, wenn sie dies möchten und es sich einrichten lässt. Ich möchte Ihnen ein paar Eindrücke davon geben. Die meisten Sterbenden haben schon einen langen Krankheitsweg hinter sich, viele hatten Krebs. Es fiel ihnen oft schwer, nicht mehr alles tun zu können, was bisher einfach ging. Nicht mehr die berufliche Position ausfüllen zu können, die sie hatten, nicht mehr die ersehnte Reise machen, nicht mehr das Bett verlassen zu können. Manche von ihnen haben schon lange ein religiöses Leben geführt, viele sind der Ansicht, dass es außerhalb der sichtbaren Welt nichts gibt. Manche werden einfach nur immer schwächer, einige haben Schmerzen (gar nicht so viele, eine Mistelbehandlung lindert oft sehr).

Vielfältige Hilfe ist möglich

Die Schmerzen versucht man als Arzt zu erleichtern, durch Anwendungen wie Einreibungen, Wickel und Massagen, durch homöopathische Mittel, aber manchmal auch durch Schmerzmittel bis hin zum Morphin. Immer wieder empfinden aber die Sterbenden die Schmerzen gar nicht als größte Belastung, manche meinen, es wäre schlimmer für sie, wenn sie sich durch starke Mittel «benebelt» fühlen. Auch Atemnot kann vorkommen, die wir ebenfalls durch Atemtherapie, durch Sauerstoffgabe oder durch Medikamente mildern. Fast immer kann man wesentliche Erleichterung schaffen.

Immer wieder half aber am besten, wenn am Bett des Sterbenden eine ganz sanfte Musik – z.B. auf einer pentatonisch gestimmten

Leier – gespielt wurde. Oft entspannt das die Atmung wirksamer als jedes Medikament. Besser als jede «Konserve» ist es, wenn jemand am Bett sitzt und die Musik «macht» – auch wenn es eine einfache Melodie ist, die ohne Vorkenntnisse gespielt werden kann. Der Fluss der Musik kann sich dann dem Atem anpassen, ihn allmählich zur Ruhe führen.

Angehörige brauchen Unterstützung

Die Angehörigen, die mit viel Liebe alles für den Sterbenden tun wollen, brauchen oft Unterstützung, wenn es ihnen zu viel wird. Eine ganz wesentliche Hilfe sind dabei die Hospize, die in den letzten Jahren entstanden sind; Orte, in denen Sterbende aufgenommen werden, um ihnen Erleichterung zu schaffen und sie auf ihrem Weg zu begleiten. Viele Hospize haben ambulante Schwestern, die zu Sterbenden ins Haus kommen, um dort Anleitung für Angehörige und Hilfestellung zu geben. Manchmal ist es auch nötig, eine zu große Nähe zum Sterbenden zurück zu nehmen, wenn sie als bedrängend erlebt wird. Nicht immer will er die Hand gehalten bekommen, nicht immer möchte er, dass viele Menschen um ihn sind.

Loslassen

Zu sterben, abzuschließen mit dem Leben und sich auf den Übergang vorzubereiten, ist eine Aufgabe, die Ruhe verlangt. Es kann sein, dass der Tod deshalb auch gerade in einem «unbeobachteten» Augenblick eintritt. Das ist dann kein Versagen der Pflegenden, sondern oft die Möglichkeit für den Sterbenden, zu gehen, ohne sich zurückgehalten zu fühlen. Nicht nur der Sterbende muss lernen, loszulassen – dies gilt auch für die ihm Nahen.

Arznei zur Begleitung

Wenn der Sterbende stöhnt, muss das nicht Ausdruck von Leiden sein, immer wieder habe ich dann gefragt, ob er etwas brauche, ob er Schmerzen habe oder sonst eine Not – und immer wieder wurde das dann verneint (manchmal natürlich auch bejaht und dann versucht man zu helfen). Sehr oft scheint das Geschehen für den Dabeistehenden leidvoller als für den Betroffenen. Manchmal gelingt es dem Sterbenden nicht gut, sich zu lösen – er hält fest, weil noch etwas zu bereinigen, zu besprechen, zu klären ist. Manchmal weiß man auch nicht, warum es «nicht weitergeht». Die seelsorgerliche und sakramentale Begleitung ist eine große Hilfe, immer wieder auch potenzierte Medikamente. Besonders oft hat in diesen Situationen ein Mittel aus potenziertem Gold, Weihrauch und Myrrhe (Aurum comp.) geholfen. Das sind die Substanzen, welche die Weisen aus dem Morgenland dem Jesuskind am Anfang seines Lebensweges darbrachten. Gold hat mit Sonnenkraft zu tun, Weihrauch erhebt und löst die Seele, Myrrhe verbindet mit dem Leib, belebt und festigt. Die drei Substanzen und ihre Kräfte stehen in dieser Arznei in harmonischem Gleichgewicht. Nach der Anwendung kann nochmalige Wachheit und Entwicklung, aber auch endgültige Lösung erfolgen. Die Dreikönigssubstanzen, die dem Kind ins Leben helfen sollten, können an dessen Ende auch heraushelfen.

Der eigentliche Tod ist ein besonderer Augenblick

Der eigentliche Tod ist ein ergreifender Augenblick. Oft kann man erleben, dass, wenn der letzte Atemzug getan wird, der vorher oft abwesend wirkende oder gar komatöse Patient plötzlich die Augen öffnet, und er wirkt, als erlebe er etwas, was wir anderen nicht unmittelbar sehen können.

Vor einiger Zeit machte ich diese Erfahrung. Eine Frau mit fortgeschrittenem Lungenkrebs hatte hart gegen die Krankheit gekämpft, jetzt aber war sie unendlich schwach, atmete stöhnend, verneinte aber, etwas zu brauchen. Dann wurde die Atemnot doch fast unerträglich, sie erhielt eine homöopathische Gabe von hoch potenziertem Gold und Blei (dem schon immer eine Beziehung zum Tod zugesprochen wurde und das Verkrampfungen lösen kann). Kurz danach setzte sie sich auf, versuchte aufzustehen, sank aber in die Arme ihrer bereitstehenden Angehörigen. Ihr Atem verlosch – und plötzlich öffnete sie die Augen und ein strahlendes Lächeln zog über ihr Gesicht. Die Patientin hatte bezweifelt, dass es eine vom Leib unabhängige Seele geben könne. Den Angehörigen ging es ähnlich. Nach diesem Erlebnis sagten sie nur: «Es war, wie wenn sie etwas Wunderschönes gesehen hätte, wie wenn sie überrascht wäre, abgeholt zu werden».

Das vorher gefurchte Gesicht entspannte sich und als die Frau in ihrem Bett aufgebahrt und mit Blumen umgeben wurde, erschien ihr Gesicht schön und jugendlich – jenseits von allem Leid.

Wer so etwas erleben darf, ist trotz des Abschiednehmens tief getröstet, solche Erlebnisse machen Mut und schaffen Vertrauen, auch wenn wir daran denken, einmal selbst hinüberzugehen.

Anhang

Anmerkungen

1 Hamre, H. J. et al.: «Anthroposophische Therapien bei chronischen Erkrankungen: Die Anthroposophische Medizin Outcomes-Studie (AMOS)», in: *Merkurstab* 57 (2004), Seite 420–429.

2 Velicer, M. C. et al.: «Antibiotic use in relation to the risk of breast cancer», in: *JAMA* (2004), Seite 827–835.

3 Kölmel, K.F. et al.: «Infections and melanoma risk: results of a multicenter EORTC study», in: *Melanoma research* 9 (1999), Seite 511–519.

4 Flöistrup, H. et al.: «Allergic disease and sensitization in Steiner school children». *J. All. Clin. Immunol.* 117 (2006), Seite 308–315.

5 Ornish, Dean: *Revolution in der Herztherapie. Der Weg zur vollkommenen Gesundheit,* Stuttgart 2006.

6 Grossarth-Matticek, R.: *Systemische Epidemiologie und präventive Verhaltensmedizin chronischer Erkrankungen. Strategien zur Aufrechterhaltung der Gesundheit*, Berlin 1999.

7 Swarz, J.: «Lebensstil und Allergieprävention», in: *Merkurstab* 55 (2002), Sonderheft 4, Seite 6–13.
Eine finnische Studie zeigte, dass durch Einnahme von Lactobacillen durch die Mutter in Schwangerschaft und Stillzeit die Häufigkeit von allergischen Krankheiten beim Kind um die Hälfte zurückgehen kann (Kalliomäki M. et al.: «Probiotics in primary prevention of atopic diseases. A prospective randomized trial». *Lancet* 357 (2001), Seite 1067–1079.)

8 Flöistrup H. et al.: siehe Anmerkung 4.

9 Braun-Fahrländer, C.: «Environmental exposure to endotoxin and other microbial products and the decreased risk of childhood atopy», in: *Curr. Opin. Allergy Clin. Immunol.* (2003), Seite 325–329

10 Manuskript eingereicht von B. Gnatz für den *1. Münchner Pflegepreis*, als Veröffentlichung erschienen die Ergebnisse in: Gnatz, B.: «Alternative Pflege auf der Transplantationsstation – ein Widerspruch?», in: *Weleda Pflegeforum* 7, November 2002.

11 Ein ausführlicher Artikel des Autors dieses Buches erscheint hierzu im Verlauf des Jahres 2007 in der Fachzeitschrift für anthroposophische Medizin: *Der Merkurstab.*

12 Die Patientengeschichte findet sich in: Itard, Jean Marc Gaspard: *Traite de l´orielle et de l´audition*, Paris 1821 (bei Meginon-Marvis).

Zwei schöne Bücher zur Geschichte des Wolfsjungen aus dem Aveyron sind im Verlag Freies Geistesleben erschienen: Gerstein, M.: *Der wilde Junge. Eine wahre Geschichte,* Stuttgart 2003; Gerstein, M.: *Victor. Roman über den Wolfsjungen aus dem Aveyron,* Stuttgart 2001.

13 Gärtner R.: «Selenium supplementation in patients with autoimmune thyreoiditis decreases thyroid peroxidase antibodies concentrations». *J. Clin. Endocrin. Met.* 87 (2002), Seite 1687–1699.

14 Umfassende Darstellungen zum Thema finden sich bei: Girke, M.: «Die Polarität in den autoimmunen Schilddrüsenerkrankungen», in: *Merkurstab* 57 (2004), Seite 350–365. Außerdem bei Soldner, G., Sommer, M.: «Autoimmunerkrankungen der Schilddrüse und Störungen der seelischen Reifung», in: *Merkurstab* 57 (2004), Seite 341–349.

15 Hamre et al., siehe Anmerkung 1.

16 Ausführliche Beiträge zu diesem Thema findet man in: Wilkens, J., Sommer, M., Soldner, G.: «Die Behandlung des Fibromyalgie-Syndroms mit Weidenmistelextrakten», in: *Merkurstab* 58 (2006), Seite 264–271.
Oder bei: Zaar, B., Merckens, H.: «Das Fibromyalgie-Syndrom (FMS) – Bestandsaufnahme und anthroposophische Anwendungsbeobachtung», in: *Merkurstab* 58 (2005), Seite 106–111.

17 Abb. aus: Frick E.: *Multiple Sklerose,* Weinheim 1987.

18 Abb. aus: Resch, J.: «Geographische Verteilung der Multiplen Sklerose und ihre Beziehung zu geophysikalischen Größen», in: *Soz Präventivmed* 40 (1995), Seite 161–171.

19 Ausführliche – allerdings primär für Ärzte und Therapeuten bestimmte – Darstellungen zu Behandlungsmöglichkeiten findet sich in:
Sommer, M.: «Arzneimittelfindung am Beispiel der Multiplen Sklerose», in: *Anthroposophische Arzneitherapie,* hg. von Glöckler M., Bd. I, Stuttgart 2005, Seite 3–55;
Sommer, M.: «Multiple Sklerose – Krankheitsverständnis und Behandlungsmöglichkeiten der Anthroposophischen Medizin», in: *Merkurstab 56* (2003), Seite 54–60.
Eine ausführliche Darstellung zu den Kindheitsaspekten durch denselben Autor ist für die Zeitschrift *Der Merkurstab,* Heft 4 / 2007 in Vorbereitung.

20 Ausführliche – wiederum zunächst für Ärzte und Therapeuten bestimmte – Artikel zur Hepatitisbehandlung findet man im Sonderheft «Hepatitis» der Zeitschrift *Der Merkurstab 52* (1999). Eine aktuellere Übersicht zu Studienergebnissen und Behandlungsalternativen steht bei Matthes, H.: «Alternative Behandlunsstrategien chronischer Virushepatitiden», in: *Suchttherapie* (2002), Seite 78–82.

21 Ein sehr einfühlsames und hilfreiches Buch eines betroffenen Angehörigen ist das von Gerhard Winkel: *Zwischen den Welten – Die Begleitung einer Demenzkranken durch Gedichte, Bilder und Texte,* Stuttgart 2006.

Bildnachweis

Die zu Kapitelbeginn und auf den Seiten 79, 95, 104, 105, 127, 135, 139, 143 und 152 verwendeten Illustrationen und Fotos wurden vom russischen Künstler Mischa Lejen geschaffen und dienen hier als Grundlage des künstlerischen Einstiegs in die einzelnen Themenbereiche des Buches.

Baxter Deutschland GmbH – www.zecken.de: Seite 59
Hier findet man neben Verbreitungsgebieten auch zahlreiche Informationen und Hintergründe zum Thema Zecken.

akg-images / Cameraphoto. Pseudo-Boccaccino (Giovanni Agostino da Lodi zugeschrieben), «Die Fußwaschung der Apostel», um 1500, Öl auf Holz, 132 x 111 cm. Galleria dell'Accademia, Venedig: Seite 81

Charlotte Fischer / Bexbach: Seite 47

E. Frick, *Multiple Sklerose*, Weinheim 1987: Seite 133 (oben)

Uwe H. Friese / Bremerhaven / GNU Free Documentation: Seite 43

Klinik für Dermatologie, Klinikum München Schwabing / Foto: Ulrike Brückl: Seite 57

Prof. Dr. Helmut Rehder / Eichenau: Seite 146

NASA Ames Research Center / S. Molau und P. Jenniskens: Seite 36

Pflanzenarchiv der Weleda AG: Seite 27, 31, 69, 74

Resch, Johannes, «Geographische Verteilung der Multiplen Sklerose und ihre Beziehung zu geophysikalischen Größen», in: *Soz Präventivmed* 1995, 40: Seite 133 (unten)

Wolfgang Schmidt / Ammerbuch: Seite 13, 19, 41, 48, 73, 87, 119, 125, 140 (unten) und 148

Christof Schnürer, *Atemwegserkrankungen verstehen und überwinden,* Stuttgart 2006, Grafik von Christian Josef / Forchheim: Seite 67

Jürgen Schwope / München: Seite 37

Anne Solheim / Freiburg: Seite 85, 120, 121

Markus Sommer / München: Seite 107

Armin Wanka / München: Seite 22, 98/99, 129, 140 (oben)
Alle fotografierten Präparate und Mineralien entstammen der Sammlung von Markus Sommer.

Hilfreiche Adressen

Ärztegesellschaften

Gesellschaft
Anthroposophischer Ärzte
in Deutschland
Roggenstr. 82,
70794 Filderstadt
Tel. 07 11 / 7 79 97 11
Fax 07 11 / 7 79 97 12
www.anthroposophischeaerzte.de

Gesellschaft
Anthroposophischer Ärzte
Österreich
Tilgnerstr. 3
A–1040 Wien
Tel. 00 43 / (0)1 / 5 04 49 08
Fax 00 43 / (0)1 / 5 04 84 04
www.anthromed.at

Bei diesen Gesellschaften können die Adressen einzelner anthroposophischer Ärzte sowie Kunsttherapeuten, Rhythmischer Masseure und Heileurythmisten erfragt werden.
Hotline Anthroposophische Medizin: 07 11 / 777 8000

Weitere Adressen

gesundheit aktiv –
anthroposophische heilkunst e.V.,
Johannes-Kepler-Str. 56
75378 Bad Liebenzell-Unterlengenhardt
Tel. 0 70 52 / 9 30 10
Fax 0 70 52 / 93 01 10
www.gesundheitaktiv-heilkunst.de

Seit über 40 Jahren informiert dieser Verein über die anthroposophisch erweiterte Medizin und ihre Menschenkunde und fördert deren Verbreitung: in über 90 Arbeitsgruppen und therapeutischen Einrichtungen, durch Kurse und Vorträge, durch allgemein verständliche Schriften und durch politische Gremienarbeit in Deutschland und Europa.

anthrosana
Verein für anthroposophisch
erweitertes Heilwesen
Postplatz 5
CH–4144 Arlesheim
Tel. 00 41/ / (0) 61 / 701 15 14
Fax 00 41 / (0) 61 / 701 15 03
www.anthrosana.ch

Anthroposophisch orientierte Hersteller von Arznei- und Körperpflegemitteln

Weleda AG
Stollenrain 11
CH–4144 Arlesheim
Tel. 00 41 / (0) 61 / 7 05 21 21
Fax 00 41 / (0) 61 / 7 05 23 10
www.weleda.ch

WELEDA AG Deutschland
Möhlerstraße 3–5
73525 Schwäbisch Gmünd
Tel. 0 71 71 / 9 19-0
Fax 0 71 71 – 9 19-424
www.weleda.de

Wala Heilmittel GmbH
Postfach 11 91
73085 Eckwälden / Bad Boll
Tel. 0 71 64 / 9 30-0
Fax 0 71 64 / 9 30-297
www.wala.de
www.dr.hauschka.de

Die Körperpflegemittel der Wala GmbH werden unter der Marke «Dr. Hauschka» geführt.

Helixor Heilmittel
Fischermühle
72348 Rosenfeld
Tel. 0 74 28 / 93 5-0
Fax 0 74 28 / 93 5-102
www.helixor.de

Die Firma Helixor stellt vor allem Mistelpräparate her.

Abnoba Heilmittel GmbH
Hohenzollernstraße 16
75177 Pforzheim
Tel. 0 72 31 / 31 64 78
Fax 0 72 31 / 35 87 14
www.abnoba.de

Die Abnoba GmbH stellt hauptsächlich Mistelpräparate her.

Novipharm
Klagenfurter Straße 164
A–9210 Pörtschach
Tel. 00 43 / (0) 42 72 / 2 75 10
Fax 00 43/ (0) 42 72 / 31 19
www.novipharm.com

Zweigstelle Pforzheim:
Haidachstr. 29
75181 Pforzheim
Tel. 0 72 31 / 6 97 97
Fax 0 72 31 / 6 61 48

Die Firma Novipharm stellt ausschließlich Mistelpräparate her.